E-Book inside + Arbeitsmaterial

Hoch: Systemische Traumaberatung
Mit dem untenstehenden Download-Code erhalten Sie die PDF-Version dieses Buches inkl. aller Arbeitsmaterialien.

So laden Sie Ihr E-Book inside herunter:

1. Öffnen Sie die Website: http://www.beltz.de/ebookinside
2. Geben Sie den untenstehenden Download-Code ein und füllen Sie das Formular aus.
3. Mit dem Klick auf den Button am Ende des Formulars erhalten Sie Ihren persönlichen Download-Link.
4. Beachten Sie bitte, dass der Code nur einmal gültig ist. Bitte speichern Sie die Datei auf Ihrem Computer.
5. Beachten Sie bitte, dass es sich bei Ihrem Download um eine Einzelnutzerlizenz handelt. Das E-Book ist für Ihren persönlichen Gebrauch bestimmt.

Download-Code

6CTHHW3VY7

Hoch

Systemische Traumaberatung

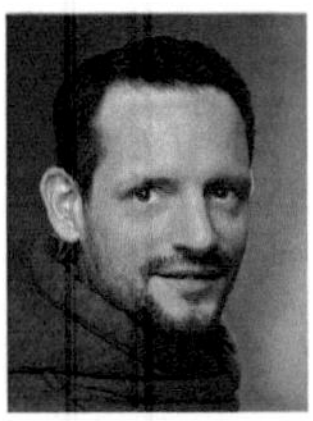

Roman Hoch, Dipl.-Soz.päd., Traumazentrierter Fachberater (DEGPT), arbeitet als Systemischer Berater und Therapeut (DGSF) in freier Praxis und als Dozent im Systemischen Zentrum (WISPO AG), Hamburg.

Roman Hoch

Systemische Traumaberatung

Mit E-Book inside

BELTZ

Roman Hoch, Dipl.-Soz.päd.
Ackerring 52
27386 Bothel
roman.hoch@gmail.com

MIX
Papier | Fördert gute Waldnutzung
FSC® C089473

Dieses Buch ist erhältlich als:
ISBN 978-3-621-28927-6 Print
ISBN 978-3-621-28928-3 E-Book (PDF)

1. Auflage 2022

Lektorat: Sophia Kremer
Umschlagbild: getty images
Herstellung: Uta Euler
Satz: WMTP Wendt-Media Text-Processing GmbH, Birkenau
Gesamtherstellung: Beltz Grafische Betriebe, Bad Langensalza
Beltz Grafische Betriebe ist ein Unternehmen mit finanziellem Klimabeitrag (ID 15985-2104-1001).
Printed in Germany

Weitere Informationen zu unseren Autor_innen und Titeln finden Sie unter: www.beltz.de

Inhaltsübersicht

Anhang

Inhalt

Vorwort

Die Idee zu diesem Buch hat mich schon länger bewegt. Mein Wunsch war es, endlich ein Buch mit Methoden zur Unterstützung und Stabilisierung traumatisierter Menschen in den Händen zu halten, von denen ich aus Erfahrung sagen kann, dass sie wirklich hilfreich sind. Der Gedanke, dass die Vertreter der unterschiedlichen Therapieverfahren bis heute immer noch bestrebt sind, sich möglichst von anderen Verfahren abzugrenzen, war für mich auf der praktischen Ebene schon immer befremdlich. Ich verstand nie, warum man sich nicht an dem Besten aus allen verschieden Verfahrenswelten bedienen sollte, um das Passende für die Klientinnen immer wieder neu zu entwickeln. Besonders der systemische Ansatz war und ist mein liebstes Spielfeld und ich wusste schon lange, dass viele der systemischen Interventionen auch hervorragend für den Traumakontext geeignet sind. Für mich hat das aber nie ausgeschlossen, auch traumapädagogische Interventionen oder Methoden anderer Ansätze zu nutzen. Im Gegenteil sah ich immer zahlreiche Synergien. Im systemischen Ansatz habe ich stets die körperorientierten Methoden vermisst. Es war einfach an der Zeit, eine große Schachtel methodischer »Pralinen« zu erstellen, die nicht zwangsläufig nur systemisch, traumapädagogisch oder beraterisch sind, sondern die eine Auswahl darstellen, welche bedarfsgerecht »verköstigt« werden darf. Das Ziel dieses Buches ist es, individuelle Fahrpläne zu erstellen, die dazu geeignet sind Menschen, die traumatische Erfahrungen in der Vergangenheit gemacht haben, an denen sie weiterhin leiden, zu stabilisieren.

Ich habe beim Schreiben des Buches nicht explizit an die diagnostischen Kriterien einer Posttraumatischen Belastungsstörung gedacht, sondern an alle Klientensysteme, die vor dem Hintergrund traumatischer Erfahrungen psychisches und oder körperliches Leid ertragen, unabhängig von ihrer Symptomatik. Sicher ist nicht jede Methode für jede Klientin geeignet. Ich wage aber zu behaupten, dass ein ressourcenorientierter und stabilisierender Ansatz allen betroffenen Menschen guttut.

Als Dozent und Ausbilder weiß ich, dass neben therapeutischen und psychologischen Fachkräften eine große Anzahl von Sozialarbeiterinnen mit Menschen im Traumakontext zu tun haben. Die beschriebenen Methoden bieten sich daher für alle Fachkräfte an, die beratend mit traumatisierten Menschen arbeiten.

Hinweis zur Sprache

Als Autor bin ich beim Verfassen dieses Werkes mit einer Fragestellung konfrontiert worden, die eine gesamtgesellschaftliche Relevanz hat und zum jetzigen Zeitpunkt noch nicht zu meiner Zufriedenheit (und der vieler anderer Menschen) geklärt wurde.

Aus Gründen der besseren Lesbarkeit wird auf die Wortkonstruktionen mit Sonderzeichen (Gendersternchen, Doppelpunkt, Binnen-I oder Binnenunterstrich) verzichtet. Grundsätzlich ist mir der Diskurs um eine geschlechtssensible Sprache jedoch sehr wichtig. Um meine Haltung an dieser Stelle zu verdeutlichen und um die altbekannten sprachlichen Muster trotzdem zu unterbrechen, wird in diesem Buch das generische

Femininum benutzt, selbstverständlich ohne dabei andere Formen nicht beachten oder herabwürdigen zu wollen. Sämtliche Personenbezeichnungen gelten gleichermaßen für alle Geschlechter, divers, weiblich und männlich.

Viele Formulierungen für Fragen oder Anleitungen für Übungen sind schon so gewählt, dass sie in dieser Form direkt an die Patientinnen weitergeben werden können. Um diese Stellen des therapeutischen »Wordings« besonders deutlich zu machen, ist an den entsprechenden Stellen folgendes Icon in der Randspalte zu sehen: 

Bothel, im Frühjahr 2022 *Roman Hoch*

Einleitung

Um den Aufbau dieses Manuals nachvollziehbar zu gestalten, möchte ich kurz den Hintergrund umreißen. Die Deutsche Gesellschaft für Psychotraumatologie (DEGPT) empfiehlt die Bereiche *Traumazentrierte Beratung* (und Pädagogik) und *Traumatherapie* getrennt voneinander zu sehen. Im beraterischen und pädagogischen Bereich sind schwerpunktmäßig edukative und stabilisierende Aspekte verortet, im therapeutischen Bereich eher konfrontative bzw. integrative Aspekte. Die Aufteilung gibt einen Hinweis darauf, dass nicht alle in diesem Feld arbeitenden Menschen alles können müssen bzw. tun sollten. Dies ist sinnvoll, denn wer traumakonfrontativ arbeitet, muss in der Lage sein, die emotionalen Auswirkungen, welche dieses Vorgehen auf die Betroffenen hat, halten bzw. auffangen zu können. Der Schwerpunkt dieses Manuals liegt auf ressourcenorientierten Interventionen, die dabei helfen sollen, Klientinnen zu stabilisieren.

> Eine qualifizierte soziale, körperliche und psychische Stabilisierung, die an die Ressourcen eines jeweiligen Klienten anknüpft, ist für die grundlegende Verbesserung der Befindlichkeit oder sogar die vollständige Erholung psychisch traumatisierter Menschen von zentraler Bedeutung. Häufig reichen allein fachlich fundierte Stabilisierungsmaßnahmen aus, um den Verarbeitungsprozess Richtung Genesung wirksam zu unterstützen und damit eine Entwicklung oder Chronifizierung psychotraumatischer Störungen zu verhindern.
>
> *Lehmann, 2022, S. 2*

Die Herangehensweise der Systemischen Traumaberatung (STB) orientiert sich neben dem systemischen Ansatz und einigen körperbezogenen Methoden ganz grundsätzlich an den methodischen Empfehlungen der DEGPT für Traumazentrierte Fachberatung und Pädagogik. Es wird dementsprechend nicht explizit traumakonfrontativ gearbeitet, auch wenn im Gespräch über biografische Zusammenhänge natürlich durchaus Effekte auftreten können, die besonders sensibel behandelt werden müssen.

Das Hauptaugenmerk dieses Manuals liegt auf der Praxisorientierung. Es soll in jedem Kapitel etwas zu finden sein, dass Sie direkt in Ihrem Setting aufgreifen und anbieten können. Entsprechend finden Sie Frageinterventionen, Methodenvorschläge und Angebote zu Übungen, Experimenten und mehr.

Der systemische Ansatz

Die beiden wichtigsten Wirkfaktoren des systemischen Ansatzes sind die Erkenntnistheorie (Konstruktivismus) und die Mehrpersonenperspektive. Darüber hinaus sind es vor allem die systemischen bzw. humanistischen Haltungen sowie die systemische Fragetechnik und das hypothesengeleitete Arbeiten, denen großer Wert beigemessen wird. Insbesondere bei diesen wichtigen Aspekten finden sich auch viele funktionale Schnittmengen zur Traumaberatung.

Von populären Vertretern der Deutschen Gesellschaft für Systemische Familientherapie (DGSF) wird empfohlen – anders als sonst üblich in der Systemischen Beratung und Therapie –, im Traumakontext nicht primär prozessorientiert, sondern stark strukturiert und übend vorzugehen (Hanswille & Kissenbeck, 2008). Dies macht die Sinnhaftigkeit eines manualisierten Vorgehens in der STB deutlich.

Durch die Verknüpfung von Psychotraumatologie mit systemischen Methoden und Theorien ist die STB als flankierende Maßnahme zu einer Psychotraumatherapie geeignet. Doch auch als eigenständiges Verfahren sind die stabilisierenden Interventionen jederzeit wirksam und auch für pädagogische und beraterische Kontexte empfehlenswert. Klientinnen werden nach einem systemischen Verständnis als traumatisierte (Klienten-)Systeme verstanden. Ziel der STB ist es, zu stabilisieren, und zwar auf allen traumarelevanten System-Ebenen.

Ein wichtiger Aspekt ist hierbei die Kontextualisierung der Beziehungen und des Selbstbildes, aber auch des Körpergeschehens, des emotionalen Erlebens und der Regulationsfähigkeit. Der Einbezug der sozialen Netzwerke der Klientinnen ermöglicht es, eine umfassendere Perspektive auf die Problematik und die Ressourcen der Betroffenen einzunehmen.

Systemebenen

- **Körper:** Gesundheit, Ernährung, Bewegung
- **System:** Beziehungen, Kontakte aufbauen und halten, Hilfe- und Netzwerksysteme nutzen
- **Psyche:** innere Muster in Bezug auf Wahrnehmung und Denken, Selbsterleben

Auf jeder dieser Ebenen sind potenziell aussichtsreiche Faktoren für die Stabilisierung des Gesamtsystems verortet. Es ist nicht selten, dass eine Stabilisierung die Resilienz eines Menschen so weit stärkt, dass keine weitere Unterstützung von professioneller Seite mehr notwendig ist und die Klientensysteme somit dazu befähigt, ihre autopoietischen Prozesse wieder selbstwirksam und für sich selbst gestalten zu können (Victor & Wilutzki, 2014).

Die STB ist eine Unterstützung in besonders belasteten Lebenslagen, indem sie Klientinnen stärkt und ihre Ressourcen reaktiviert.

Das Manual eignet sich für den Einsatz im klinischen Kontext zur Orientierung der Helfenden in traumarelevanten Beratungssettings, z. B. dem Konsildienst, in der Psychosomatik, in den klinischen sozialarbeiterischen Angeboten, in der Psychoonkologie, in der Reha oder Kur. Im ambulanten Bereich sind die Verwendungsmöglichkeiten der STB noch deutlich breiter gefächert. Sie bietet sich für alle möglichen Beratungseinrichtungen an, die mit Menschen arbeiten, die von Traumafolgen belastet sind, wobei »systemisches Vorwissen« zum Verstehen einzelner Begriffe oder Zusammenhänge sicher vorteilhaft ist.

Arbeitsphasen der Systemischen Traumaberatung

Das Manual gliedert sich in sieben Arbeitsphasen, die aufeinander aufbauen und sukzessive die Stabilität der Klientensysteme erhöhen. Die Arbeitsphasen können im Sinne der Transparenz auch den Klientensystemen erklärt werden, dadurch wird ihnen auch verdeutlicht, welches Thema in der jeweiligen Phase im Fokus steht.

Die Phasen lauten wie folgt:

- Phase I: Arbeitsbeziehung
- Phase II: Sicherheit als Basis
- Phase III: Diagnostische Brille und Psychoedukation
- Phase IV: Stabilisierung und Selbstwirksamkeit
- Phase V: Systemrelevante Muster
- Phase VI: Sinn
- Phase VII: Bilanzierung, Zukunftsstrategie und Abschluss

1 Phase I: Arbeitsbeziehung aufbauen

Die Grundlage jeder (erfolgreichen) Beratung ist die Beziehung. Besonders im Traumakontext geht es beständig um Beziehungsaspekte wie Vertrauen und das Gefühl, gesehen und verstanden zu werden. Daneben ist auch ein sicherer Raum wichtig, in dem Klientinnen sich mit ihren Gefühlen zeigen können, und der zugleich keine Überforderung oder Drucksituation darstellen sollte.

1.1 Orientierung und Joining

Definition

Beim **Joining** geht es um das Ankommen und Andocken der Klientensysteme. Ziel ist es, Sicherheit und Wohlfühlen zu vermitteln und eine Atmosphäre zu erschaffen, die vermittelt: Hier sind Sie richtig. Es ist immer hilfreich, zuerst auf Augenkontakt zu warten, bevor man mit dem Sprechen beginnt.

Sie können die Klientinnen zum Beispiel einen Platz zum Sitzen wählen lassen oder Ihnen verschiedene Getränke anbieten, um so erste Wahlmöglichkeiten anzubieten und den Eindruck von Partizipation entstehen zu lassen. Lächeln Sie zwischendurch ermutigend – sofern es Ihnen angemessen erscheint – und nutzen Sie Lob und Komplimente schon früh im Prozess. Auch ein paar Minuten Smalltalk können für die Startsequenz nützlich sein, da hierdurch der mögliche Erwartungsdruck gemindert wird.

Nehmen Sie sich grundsätzlich etwas Zeit für den Aspekt *Ankommen lassen*. Sprechen Sie ganz in Ruhe und nehmen Sie sich Zeit, Ihre eigene bequeme Sitzposition zu finden. Beobachten Sie die Körpersprache, die ausgedrückten Gefühle oder auch die Wahl der Kleidung, um entweder wohlwollende Hypothesen zu verschenken »Wie ist jemand hier?« oder auch, um Komplimente zu machen.

Um Sicherheit empfinden zu können, müssen Menschen wissen, womit sie es zu tun haben. Daher sollten gleich zu Beginn bestimmte Dinge geklärt werden. Zugleich sollte ein angenehmer Kontakt gestaltet werden, der direkt Vertrauen und ein Gefühl von Aufgehobensein vermittelt. Um dies zu gewährleisten, dürfen Sie sich als Beraterin zunächst selbst reflektieren.

Selbstreflexion • Leitfragen zum Beziehungsaufbau

- Was brauche ich selbst ganz grundsätzlich, um mich in einer ungewohnten Situation wohl und gut aufgehoben zu fühlen?
- Wie gestalte ich das Setting freundlich und offen?
- Was wäre wichtig, der Klientin über mich mitzuteilen (Rolle, Arbeitsweise, Dauer der Sitzungen, Zeitmanagement)?
- Was gibt es über die Einrichtung zu wissen? Wer arbeitet hier? Wo sind die Toiletten?
- Was ist Angebot, was Auftrag?
- Wer bekommt welche Informationen, welche Informationen werden vertraulich behandelt?
- Wozu werde ich zur Verfügung stehen und wozu nicht?
- Dürfen Pausen gemacht werden, wenn die Klientinnen sich unwohl fühlen? Was kann hierfür verabredet werden?
- Was könnten sie für Kompetenzen haben, die gleich zu Beginn benannt werden können?
- Welches Kompliment könnte gut angenommen werden?
- Welche Metaphern und Schlagwörter fallen direkt ins Auge und Ohr und können aufgegriffen werden?
- Was sagt die Körpersprache der Klientin über das Komfortempfinden aus? Was vermittle ich selbst nonverbal?
- Welche Gefühle machen mich neugierig?

Ihr Interesse für die Schwierigkeiten und die Kompetenzen Ihrer Klientinnen sollte ausbalanciert sein. Das bildet die Basis für ein gelungenes Joining.

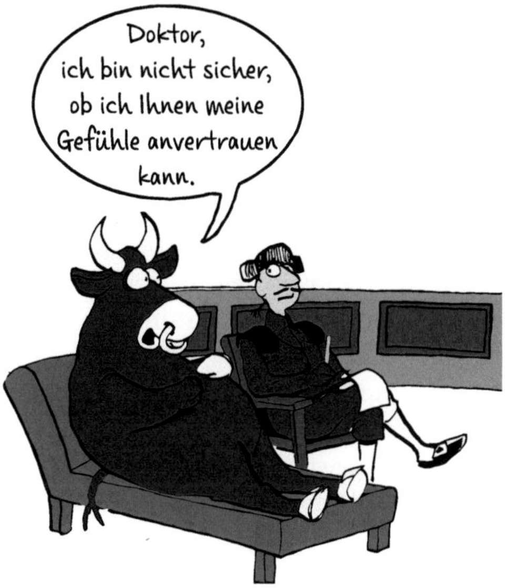
Doktor, ich bin nicht sicher, ob ich Ihnen meine Gefühle anvertrauen kann.

Ausgangssituation

Wenn der Leidensdruck sehr hoch ist, suchen Menschen – zum Glück – manchmal Hilfe für sich. Oft geht dem jedoch bereits ein langes Leiden voraus.

Wichtig

Die Systemische Traumaberatung sollte nicht als Krisenintervention missverstanden werden. Für akute Krisensituationen braucht es u. a. direktive Fachberatung und konkrete Arbeits- bzw. Verhaltensanweisungen. Die STB ist für längere Arbeitsprozesse und ein strukturiertes Vorgehen gedacht, von daher findet hier – im Gegensatz zur Behandlung einer akuten Krise – auch immer eine Auftragsklärung statt.

Die folgenden Fragen sollen Ihnen dabei helfen, sich zu Beginn eines Prozesses relevante Informationen zu sichern:

- Was wird von der Klientin selbst beschrieben? (Erleben und Verlauf)
- Was wird von anderen beschrieben? (Systemebene und zirkuläre Perspektive: Familie, Partnerschaft, Befunde)
- Sind hier bereits Traumafolgesymptome erkennbar?
- Sind die Klientinnen bereits vertraut mit dem Traumabegriff?
- Was versprechen sie sich von der Beratung?
- Was soll sich verbessern?
- Was wurde schon versucht?
- Was war erfolgreich, was nicht?
- Welche Fettnäpfchen kann ich als Beraterin vermeiden?

Es ist sinnvoll, eine Skalierung einzuführen, um weitere Informationen zu erhalten:

- Wie hoch ist die Belastung bzw. der Druck momentan in Kilogramm? (0 kg = kein Druck; 10 kg = maximaler Druck)
- Ab welchem Wert würden Sie sagen, so ist es erträglich?
- Was wäre dann anders?

Wichtig

In der STB wird *nicht* rein lösungsorientiert gearbeitet. Erst mal müssen die Belastung und die Auswirkungen (Traumafolgen) besser verstanden werden. Die häufigsten symptomatischen Begleiterscheinungen sind den Bereichen Angst, Depression und Sucht zuzuordnen.

Übergeordnete Veränderungswünsche werden selten beschrieben. Wenn das Leben aus den Fugen gerät, stehen zuerst Gefühle von Ohnmacht und Angst im Raum. Diese müssen verstanden und gewürdigt werden, bevor weitergearbeitet werden kann. Die Auftragsklärung wird immer wieder aufgegriffen und Fortschritte im Verlauf werden bilanziert.

1.2 Contracting

Warum wird hier das englische Wort *Contracting* und nicht das deutsche Wort *Auftragsklärung* verwendet? Das deutsche Wort Auftragsklärung suggeriert durch die Endung *-ung* einen abgeschlossenen Klärungsprozess. Die englische Wortwahl Contracting hingegen suggeriert durch die Endung *-ing*, eine sich fortwährend entfaltende Interaktion und unterscheidet sich somit von der deutschen Übersetzung, die als vertragsschließend zu verstehen ist. In der STB dürfen Sie sich im Verlauf der Zusammenarbeit genau diese Contracting-Prozesse immer wieder vornehmen, um zu überprüfen, ob das Anliegen vom letzten Mal, vom Beginn des Prozesses oder von vor dreißig Minuten noch das gleiche ist wie jetzt (Hoch & Vater, 2020).

Für nachhaltige Verbesserungen braucht es zwei Dinge:

(1) die *Fähigkeit,* sich selbst zu reflektieren
(2) den *Willen,* ehrlich zu sich selbst zu sein

Vor diesem Hintergrund lohnt es sich zu Beginn der Zusammenarbeit, die Frage zu stellen, ob die Klientinnen wirklich bereit sind, sich zu reflektieren und mit dem Versuch einverstanden sind, ehrlich mit sich und ihren Veränderungsanliegen umzugehen. Es ist ein kleiner Priming-Effekt, der sich durchaus auf die Motivation und Ernsthaftigkeit auswirken kann.

Es geht in dieser Phase des Prozesses um das Klären von Erwartungen und Anliegen. Hierbei sind stets explizite – also die ausgesprochenen – und implizite – also die noch nicht ausgesprochenen – Anliegen relevant. Zu den impliziten Erwartungen bzw. Anliegen bilden wir systemische Hypothesen: Was steht möglicherweise noch für eine Erwartung oder Wunsch an mich als Beraterin im Raum? Und aus welchem *Guten Grund* wird dies vielleicht noch nicht direkt mitgeteilt?

Um sich diesen impliziten Aspekten anzunähern, sind zirkuläre Fragestellungen bestens geeignet:

»Angenommen ich könnte Ihren Lebenspartner fragen, was die hilfreichste Veränderung für Sie und Ihr Leben wäre, was wäre möglicherweise seine Antwort?«

Diese Art der (zirkulären) Mehrpersonenperspektive ist seit jeher einer der wichtigsten Wirkfaktoren des systemischen Ansatzes (Schweitzer & Bräutigam, 2019).

1.2.1 Wunderfrage

Als besonders hilfreich für das Contracting haben sich die Wunderfrage sowie die Skalierungsfragen gezeigt (de Shazer & Dolan, 2018).

Beispiel • Formulierung für die Wunderfrage

»Angenommen, eine Beratung verläuft für Sie erfolgreich: Sie würden nun nach dieser Sitzung nach Hause gehen und bis abends die Dinge erledigen, die noch anliegen. [*Pause*] Am Abend bereiten Sie sich darauf vor, schlafen zu gehen. Dabei tun Sie das, was Sie üblicherweise tun. Vielleicht nutzen Sie Medien, essen etwas zum Abendbrot, vielleicht machen Sie es sich einen Moment gemütlich oder führen ein Telefonat. [*Pause*] Irgendwann kommt der Zeitpunkt, wo Sie sich fertig machen, um ins Bett zu gehen – vielleicht ziehen Sie sich um, gehen ins Bad und putzen sich die Zähne. Möglicherweise schlafen Sie momentan nicht ganz ohne Probleme ein – dies ist jedoch heute Abend anders. Sie liegen unter der Decke und es ist nicht zu warm und nicht zu kalt. Sie erlauben sich, sich einmal zu strecken und finden dann eine für Sie angenehme Position und schlafen ein. Mitten in der Nacht geschieht etwas mit Ihnen. Vielleicht im Traum, vielleicht einfach so. Es ist wie ein kleines Wunder – es sorgt dafür, dass Ihr Problem einfach verschwindet. Es ist weg, aber da Sie tief geschlafen haben, bemerken Sie nichts davon. Nun wachen Sie am nächsten Morgen auf, stehen auf und der Tag nimmt seinen Lauf. Was wird wahrscheinlich das Erste sein, woran Sie merken, dass etwas anders ist? [*Pause*] Wie werden Sie sich dabei fühlen? Wie ginge es Ihnen körperlich? Wer wird es noch an Ihnen bemerken? Wie werden die Reaktionen sein? Was würden Sie nun anderes tun als sonst? Worauf hätten Sie nun Lust?«

Bei der Wunderfrage gehen wir besonders zum Schluss detailliert darauf ein, was eigentlich *hinter* dem Veränderungswunsch steht. Es geht nicht nur darum, welches Leid die Klientin loswerden will, sondern vor allem auch darum, was in Folge einer Veränderung *anders* sein soll im Leben. Im Folgenden könnte nun eine gemeinsame Zielformulierung gefunden werden, z. B.: »Ich möchte wieder selbstbestimmter mein Leben führen, sodass ich mich wieder allein unter andere Menschen begeben und meine Angelegenheiten selbst regeln kann.«

Statt der typischen Anschlussfrage »Wie kann die Beratung dabei behilflich sein?« wird in der STB ein anderer Fokus eröffnet: Die gewünschte Veränderung vor dem Hintergrund einer Traumafolgesymptomatik braucht ein klug und strategisch ausgerichtetes Vorgehen. Es wird also an diesem Punkt schon einmal in Aussicht gestellt, dass es für die Zielerreichung mehrerer aufeinander aufbauender Schritte bedarf (s. Abschn. 1.2.3), die mit- und aufeinander abgestimmt werden müssen.

1.2.2 Skalierungsfragen

Eine andere Methode für das Contracting im Rahmen der STB ist die Skalierungsfrage. Im Traumakontext empfiehlt sich beispielsweise die Subjective Unit of Distress Scale (SUDS; Wolpe, 1969). Hierbei handelt es sich um eine Skala von 0 bis 10, wobei 0 für die Abwesenheit von Stress bzw. Spannung steht und 10 für maximale Belastung. Wenn die

Klientinnen die Skala nutzen, bietet es sich an, zu Beginn gleich mehrere Werte zu erheben:

(1) Welchen Wert in Bezug auf Ihr Gefühl (Belastung/Druck/Spannung/Stress) hatten Sie, als Sie sich entschieden haben, sich Unterstützung zu suchen? (Wann war das?)
(2) Welchen Wert würden Sie sich gerade im Moment zuordnen?
(3) Angenommen, die STB würde für Sie eine erfolgreiche Maßnahme sein, mit welchem Wert wären Sie vorerst zufrieden, sodass Sie sagen könnten: »Das ist erst mal in Ordnung für mich«?

Mit diesen Werten ließe sich bereits sehr konkret weiterarbeiten, hierzu an späterer Stelle mehr. Wir bleiben allerdings nicht einfach bei einer bloßen Quantifizierung der erhofften Verbesserung bzgl. des eigenen Wohlbefindens. Uns interessiert nun, ähnlich wie im Anschluss an die Wunderfrage, was ganz konkret anders wäre, wenn der dritte erhoffte Wert erreicht sein würde.

- Was wäre dann anders? Was noch?
- Wie sähe dann der Alltag aus?
- Wie würde es sich anfühlen?
- Was wäre anders in den wichtigen Beziehungen?
- Welche Auswirkungen hätte es auf andere wichtige Menschen (Auf wen genau?)?
- Was würden diese im Falle einer Verbesserung zu Ihnen sagen?
- Wie würde sich das Gefühl der wichtigen Menschen (jeweils) zu Ihnen verändern?
- Worauf hätte es noch Auswirkungen?
- Was wäre nun möglich, was momentan nicht möglich ist?

Wie oben wird nun aus diesen Antworten eine Zielformulierung gesucht, die anschlussfähig für die Klientinnen ist.

Tipp

Wenn eine Skala aus Papierkärtchen mit Zahlen darauf auf dem Boden ausgelegt wird und die Klientinnen sich auf ihre Werte stellen, erhöht sich der Impact der Intervention häufig drastisch.

1.2.3 Zielformulierung

Es gibt verschiedene bekannte Modelle für die Formulierung von Ziel-Sätzen bzw. Veränderungszielen der Klientinnen. Für die STB empfiehlt sich das AROMA-Modell (Bernatzeder, 2001).

A **Aussagefähig** … spezifiziert
R **Realistisch** … einzuschätzen
O **Objektiv** … nachvollziehbar
M **Messbar** … im Verlauf
A **Annehmbar bzw. Attraktiv** … explizit und implizit

Beispiel • AROMA-Zielformulierung

»Ich werde täglich eine Stunde darauf verwenden, stabilisierende Übungen und Experimente zu machen, damit ich wieder in die Lage komme, mich um meine Alltagsgeschäfte zu kümmern.«

Das AROMA Ziel vermeidet es, einen zusätzlichen Zeitdruck aufzubauen. Das soll nicht bedeuten, dass nicht im späteren Verlauf der Zusammenarbeit das Ende der Beratung angesprochen wird, um die Fokussierung, die innere Orientierung und die Motivation zu fördern.

2 Phase II: Sicherheit als Basis

In der Beratung steht das Sicherheitsempfinden der Klientinnen vor allem anderen. Dieses kann zunächst allgemein und anschließend konkret erfragt werden.

Selbstreflexion • Safety first

- Wie ist es momentan um das subjektive Sicherheitsgefühl bestellt?
- Was bedeutet Sicherheit?
- Was macht einen Ort für Sie sicher?
- Was brauchen Sie, um gut für sich zu sorgen? Was macht eine sichere Beziehung für Sie aus?
- Welche Stopp-Regel ist für die Zusammenarbeit hilfreich?
- Worauf und auf wen ist aktuell Verlass, außerhalb dieses Beratungsraumes?
- Wer würde alles auf einer Liste Ihrer Unterstützerinnen stehen, d. h. auf welche Menschen können Sie sich im Ernstfall verlassen?
- Was brauchen Sie noch, um sich noch sicherer zu fühlen? (Von mir? Von sich selbst? Von anderen?)
- Welche Fettnäpfchen kann ich als Beraterin vermeiden?
- Wodurch entsteht für Sie Vertrauen?
- Was brauchen Sie, damit Sie sich wohl und aufgehoben fühlen?
- Was stört für Sie eine Vertrauensbasis? Wodurch kann sie wachsen?
- Was ist Ihnen hierzu noch wichtig?

2.1 Traumasensible Kommunikation

Auch die formale und inhaltliche Gestaltung des Gesprächsverlaufs kann zu einer sicheren Atmosphäre in der Beratung beitragen. Weil Klientinnen sich mitunter selbst emotional überfordern, wenn sie zu schnell, zu tief, zu viel oder zu intensiv über ihr traumatisches Ereignis berichten, gehört es zu Ihren Aufgaben als Beraterin, Ihre Klientinnen vor einer etwaigen Überforderung zu schützen, indem Sie zu Beginn der Beratung bestimmte Regeln und Vorgaben zur Kommunikation besprechen.

Wichtig

Sollte der Hintergrund der Traumatisierung Gewalterfahrungen und/oder erlebte Übergriffe sein, muss früh geklärt werden, ob es Täterkontakt gibt und ob dieser zum jetzigen Zeitpunkt unterbrochen ist. Sollte dies nicht der Fall sein, wird eine Stabilisierung in den meisten Fällen nicht erfolgreich sein.

Anspannung

- Woran erkenne ich, dass Sie sich unwohl fühlen?
- Was könnten Sie mir für ein Zeichen geben, wenn Sie sich nicht wohlfühlen?
- Was hilft Ihnen dann?
- Was sollte ich dann tun? Was unterlassen?

Es ist sinnvoll, zwischendurch immer wieder nach dem Anspannungszustand zu fragen.

- Auf einer Skala von 1 bis 100 kg, wie hoch ist die Belastung im Moment?
- Wie hoch darf sie höchstens werden?
- Woran erkenne ich bei Ihnen, dass die Belastung zu hoch wird oder Sie in einen Flashback rutschen?
- Wie können Sie es mir zuverlässig signalisieren? (z. B. durch Handzeichen, Worte oder eine Stoppkarte)

Tipp

Sollten Klientinnen schon Erfahrungen mit unkontrollierten Erlebensweisen in Gesprächssituationen gemacht haben, können Sie auch gleich zu Beginn anbieten, eine Übung zur Reorientierung durchzuführen. Ich empfehle hierfür die »54321-Übung« (s. Kap. 4).

Bedürfnisse im Umgang mit Spannung und Angst

In Gesprächen können emotionale Sogwirkungen entstehen. Stellen Sie sich vor, Sie sprechen mit Ihrer Klientin eine Stunde über die Schwere, die Belastung und die Ausweglosigkeit der momentanen Situation. Wahrscheinlich überträgt sich nach relativ kurzer Zeit ein Gefühl von Hilflosigkeit, Starre oder auch Niedergeschlagenheit auf Sie. Ein ständiges Verweilen in den beschriebenen Belastungspotenzialen der Klientinnen verhindert auf Dauer notwendige Lichtblicke und einen aussichtsreichen Lösungsfokus. Umgekehrt erzeugt das Sprechen über Lösungsideen, Wünsche oder positive Zukunftsvisionen eine Verflüssigung der inneren Starre. Es ist wichtig, die Schwere der Situation angemessen zu würdigen, ich persönlich neige jedoch dazu, Gespräche wohlwollend zu unterbrechen, wenn ich den Eindruck bekomme, dass sich ein Muster von Klagen wiederholt. Bei der Prozessnavigation ist es wichtig, die Balance zwischen problem- und lösungsorientierten Arbeiten zu halten. Es wird ein Gleichgewicht gehalten zwischen den schweren und belastenden Aspekten und den stärkenden und lösungsorientierten Perspektiven, denn beide Seiten haben ihre Berechtigung und Wichtigkeit.

Beispiel

»Ich möchte Sie bitte für einen Augenblick unterbrechen. Ich habe bis hierher in unserem Gespräch schon eine ganze Reihe wichtiger Belastungsfaktoren gehört. Ich verstehe es aber auch als Teil meiner Rolle, ein Gesamtbild zu erzeugen und auch der anderen Seite Gehör zu schenken. Mir fehlt im Moment noch der Überblick darüber, was es in Ihrem Leben (der Situation, der Beziehung etc.) gibt, das es Ihnen ermöglicht, immer weiterzumachen. Woraus schöpfen Sie immer wieder Ihre Kraft?«

Auch wenn die Aufgabe der Systemischen Traumaberatung nicht im Sprechen über Traumata (Konfrontation) besteht, ist dies auf einer praktischen Ebene manchmal gar nicht so einfach umzusetzen, denn Klientinnen können zumeist nur schwer nachvollziehen, warum über bestimmte wichtige Zusammenhänge nicht gesprochen werden soll, über andere aber schon. Darüber hinaus haben sie den nachvollziehbaren Drang zur Selbstoffenbarung und zur Klage über all das, was sie so sehr belastet. Die systemische Prozessnavigation ermöglicht uns hiermit einen effektiven Umgang. Mithilfe von systemischen Fragen sind wir in der Lage, sehr gezielt zu fokussieren, also zu steuern, worauf gerade im Moment der Fokus des Gesprächs gelegt werden soll. Neben den verschiedenen Ebenen des sozialen Systems der Klientinnen interessieren vor allem die *Auswirkungen* von Problemen und Symptomen, aber auch die wachstumsorientierten und kompetenzfokussierten Ressourcenbereiche. Fragen nach der Auswirkung des schrecklichen Erlebten schaffen innere Distanz im Erleben.

In der STB wird nicht konfrontativ in das schreckliche Erlebte »hineingefragt«, sondern unterschiedsbildend mit systemischen Fragen gearbeitet. Das bedeutet, Sie fragen nach Auswirkungen, Ausnahmen oder auch Unterschieden des Erlebens in verschiedenen Kontexten und in verschiedenen Zeiträumen.

Hierzu können folgende Fragen besprochen werden:

- Was machte Ihnen in der Vergangenheit Angst und was hätten Sie damals gut gebrauchen können?
- Wie ist es heute?
- Was ist anders geworden?
- Wann war Ihre Angst zuletzt weitgehend abwesend?
- Was war da anders?
- Was noch?
- Was macht Ihnen aktuell manchmal Angst?
- Was brauchen Sie dann am ehesten, um aus dem Gefühl wieder herauszukommen?
- Was tun Sie dann normalerweise, das Ihnen hilft?

Tipp • Checklist erstellen: Krisenbewältigungszettel

Für den Fall, dass es dem Klientensystem außerhalb des Beratungssettings schlecht geht, lohnt sich eine konkrete Maßnahmenplanung, ein »Krisenbewältigungszettel«. Auf diesem sollte Folgendes vermerkt sein:

- Wer sind die wichtigsten und nahen Menschen?
- Wer kann angerufen werden und hat ein offenes Ohr?
- Wer kann sich sogar persönlich kümmern?
- Was muss vorher mit diesen Menschen besprochen werden, sodass sie im Ernstfall auch wissen, wie ernst die Lage sein kann?
- Welche Skills stehen bereit, um auf akute Situationen zu reagieren und welche, um sich mittelfristig zu stabilisieren?
- Welche Handlungsideen sind für die Regulation vielversprechend?
- Wie genau heißt Schritt eins? Wie Schritt zwei? Wie Schritt drei?
- Welcher Plan B ist denkbar? (z. B. Klinik, Medikation)

Aktives Zuhören

Das Aktive Zuhören ist einem systemischen Haltungsaspekt besonders nah, nämlich der Haltung des »Nichtwissens«. Aus dieser Haltung heraus sind Sie als Beraterin gezwungen, immer wieder nachzufragen, um zu verstehen. Die Nachfragen lauten dann häufig, »Habe ich es gerade richtig verstanden, dass … ?«. Im Anschluss geben Sie das Gehörte mit Ihren eigenen Worten wieder, was zugleich auch immer eine Einladung zur Korrektur darstellt. Wenn Sie das Gehörte mit Ihren Worten wiedergeben (paraphrasieren), geschieht zudem ein Abgleich: Habe ich auch mit den eigenen Worten das getroffen, was meine Klientin sagen wollte und ist es in diesen meinen Worten anschlussfähig? Systemisch gesehen entsteht hierdurch eine Annäherung der Konstruktionen – der Konstruktion, über die das Klientensystem versucht, etwas zu vermitteln und derjenigen, die bei Ihnen beim Zuhören entsteht. Es ist wichtig, dass sich die Klientinnen im Rahmen des Beratungsprozesses wirklich gesehen fühle. Dafür müssen Sie als Beraterin in der Lage sein, wirklich nachzuvollziehen, was ihr Gegenüber gerade meint. Es ist angebracht nachzufragen, wenn Sie etwas nicht ganz verstanden haben oder sich unsicher sind, ob Sie es richtig verstanden haben. Dies zeigt den Klientinnen, dass Sie wirklich begreifen wollen, was sie gerade meinen. Dadurch entsteht bei ihnen sehr schnell das Gefühl, gesehen zu werden. Aktives Zuhören geschieht aber auch ausdrücklich auf der nonverbalen Ebene. *Nichtwissen* bedeutet nicht, nicht mitzufühlen. Die Mimik vermittelt: »Ich fühle mit, spüre nach, bin neugierig und auch wenn ich nicht immer sicher bin, alles richtig zu verstehen, versuche ich dennoch, hochkonzentriert dem Gesagten zu folgen.« Dies sollte durch Nicken, durch Blicke in die Augen und durch anerkennendes oder bejahendes Summen unterstrichen werden. Der Oberkörper bleibt während des Gesprächs nicht ständig zurückgelehnt, sondern kommt auch mal nach vorne. Dabei ist er immer wieder auf das Klientensystem ausgerichtet. Auf allen Ebenen vermittelt sich auf diese Weise ein Mitschwingen sowie Offenheit und Empathie.

Containing

Containing bezeichnet einen Vorgang in der Psychotherapie, bei welchem die Therapeutin bzw. die Beraterin die emotionalen Inhalte der Klientinnen vorerst aufnimmt und diese aushält, ohne die dabei entstehenden Affekte und Impulse auszuagieren. Die aufgenommenen Inhalte gibt die Beraterin in einer leicht abgeschwächten und somit erträglichen Form an die Klientinnen zurück. Auch Eltern kleinerer Kinder müssen in der Lage sein, deren Emotionen bis zu einem gewissen Grad aufzunehmen, zu halten und ihnen zu helfen damit umzugehen, da diese noch nicht gelernt haben mit ihren Gefühlen umzugehen und schnell von diesen überwältigt werden. Dies ermöglicht dem Kind bzw. der Klientin, die eigenen Gefühle dann in »entgifteter« Form (als tröstende Beruhigung bzw. Verständnis) zu verarbeiten (Pick, 1985).

Wir stellen uns also der Frage, was den negativen Affekt reduziert. Es geht um übereinstimmende und wechselseitige Interaktionen zwischen der primären Bindungsperson (früher) bzw. der Beraterin (heute) und dem Klientensystem. Hierbei ist vor allem wichtig, dass das Klientensystem die Erfahrung der Eingrenzung durch die Bezugsperson (bzw. hier und heute durch die Beraterin) macht. Metaphorisch gesprochen entsteht ein Trost- oder auch Resonanznest, das früher innerhalb der wichtigen Bindungsbeziehungen oft schmerzlich vermisst wurde. Das Ziel des Containments ist ein verbesserter Zugriff des Klientensystems auf die eigenen Affekte, um die Emotionsregulationsfähigkeit sukzessive zu verbessern. Die wichtigsten Haltungsaspekte hierbei sind Empathie, Wertschätzung und Kongruenz. Klientinnen sollen registrieren, dass sie sich innerhalb der Beratungsbeziehung in einem sicheren und geschützten Rahmen befinden, in dem auch schwere und belastende Gefühle einen Raum haben können. Es ist wichtig, dass die Klientinnen im Rahmen der Beratung die Erfahrung machen, dass jemand anderes ihre Gefühle (aus)halten kann, dass sie selbst ihre Gefühle aushalten können und dass sie beobachten lernen, dass die Intensität ihrer Gefühle im zeitlichen Verlauf abnimmt.

2.2 Haltung

Ob eine vertrauensvolle Arbeitsbeziehung und damit eine sichere Basis für die Klientinnen entstehen kann, hängt maßgeblich auch von uns als Beratersystem ab. Hierbei ist insbesondere die Haltung von großer Relevanz, mit der wir unseren Klientensystemen begegnen. Der Wert von methodischem Arbeiten in der Systemischen Traumaberatung ist groß. Er wächst mit der Qualität der Arbeitsbeziehung, die die Grundlage für jeden Prozess bildet. Je besser die Faktoren Vertrauen, Beziehung und atmosphärisch angenehme Kontaktgestaltung ausgeprägt sind, umso besser wird die Wirkung eines Methodenangebotes sein. Sowohl die Beziehung im Berater-Klienten-System als auch die unplanbaren neuen Aspekte in Prozessen stehen immer vor dem Anbringen einer Methode.

Was die Qualität von Arbeitsbeziehungen maßgeblich bestimmt, ist die Haltung des beratenden Systems. Das, was von uns als Beratende in den Prozess und in die Beziehung hineingegeben wird, entscheidet in weiten Teilen mit darüber, wie der weitere Verlauf sein wird. Was also sollte besonders berücksichtigt werden? Welche speziellen Fähigkeiten und Prinzipien brauchen wir, um aussichtsreich Kontakte zu gestalten? Die Antwort auf diese Frage trägt die Überschrift *Haltung*.

Im Folgenden möchten ich Ihnen die aus meiner Sicht wichtigsten Haltungsaspekte für die Systemische Traumaberatung vorstellen.

Nichtwissende Haltung

Ein grundlegendes Merkmal der systemischen Prozessgestaltung ist die »nichtwissende Haltung« (De Jong & Berg, 1998). Diese leitet sich direkt aus einer konstruktivistischen Grundannahme ab: Jeder Mensch konstruiert sich seine eigene Wirklichkeit. Die Konstruktion ergibt vor allem Sinn für die konstruierende Person. Die verschiedenen Konstruktionsaspekte sind für Außenstehende nicht zu begreifen. Wenn Sie den konstruktivistischen Ansatz für die Systemische Traumaberatung ernst nehmen, bedeutet dies, dass alle anderen Menschen für Sie eine »Black Box« darstellen. Ihr eigener Erfahrungshintergrund, Ihre Assoziationen und Ihre Lösungsideen sind entsprechend nicht nur nicht hilfreich, sondern bieten den Nährboden für Missverständnisse und nur vermeintlich guten Rat. Die logische Folge hieraus ist die nichtwissende Haltung, die dazu führt, dass wir als Beratende gezwungen sind, zuerst alles immer wieder neu verstehen zu müssen.

Da es nicht ratsam scheint, vollständig auf Hypothesen zu verzichten, wird für die STB eine *gemäßigte* nichtwissende Haltung empfohlen. Die Beratenden prüfen ihre Haltung entsprechend immer wieder für sich, um festzustellen, wie neutral und nichtwissend sie gegenüber der aktuell geschilderten Konstruktion der Klientinnen gerade tatsächlich sind.

Hand in Hand: Nichtwissen und Neugier. Sowohl die Haltung des Nichtwissens als auch Ihre Neugier sollten sich in Ihrer Reaktion auf mögliche mitgebrachte Themen, Ansichten und Geschichten der Klientinnen widerspiegeln. Was auch immer Sie als Beraterin angeboten bekommen, Sie bleiben neugierig und in der Haltung des Nichtwissens. Sie bitten die Klientinnen als Expertinnen ihrer Welt um Erklärungsgeschichten oder biografische Narrative. Sie versuchen im Idealfall, die Wechselwirkung zwischen Metaperspektive und Kontextanalyse nutzbar zu machen. Dabei navigieren Sie Ihre Klientinnen durch immer wechselnde Perspektiven, um ihnen sowohl eine Außensicht als auch eine Innensicht rund um ihr Anliegen zu ermöglichen. Hierdurch entsteht in der inneren Konstruktion der Klientinnen eine Kontexterweiterung oder »Kontext-Verflüssigung« ihrer bisherigen Denk- und Handlungswelt. Ihre Klientinnen werden schnell merken, dass Sie dazu in der Lage sind, ihren eigenen Erfahrungshintergrund und spontane Assoziationen nicht in die Kommunikation einfließen zu lassen, sondern sich wirklich in neugieriger Weise auf sie einzustellen und wahrhaftig zuzuhören, um sie zu verstehen.

Offenheit und Respekt

Offenheit und Respekt bedeutet, sich selbst stets bewusst zu sein, dass die Klientinnen mit den unterschiedlichsten Anliegen, Themen, Ideen und auch Widerständen aufwarten könnten, die möglicherweise konträr zu Ihren Annahmen, Interventionsideen und Vorschlägen stehen. Diesem Umstand schon im Vorfeld eines Prozesses Respekt zu zollen, bedeutet ein ständiges Abwägen, Hinterfragen und Beobachten Ihrer eigenen Haltung. Um einen Prozess aussichtsreich gestalten zu können, brauchen Sie eine respektvolle und offene Haltung. Ohne Respekt und Anerkennung kann kein Mensch seine Würde empfinden. Ohne Würde fehlt die Grundlage für eine Arbeitsbeziehung.

Transparenz und Partizipation

Transparenz und Partizipation ließen sich auch durch die Begriffe *Durchsichtigkeit* und *Teilhabe* beschreiben. Sie als Beraterin sind an dieser Stelle gefragt, Ihr Angebot sowie Ihre Haltung und Arbeitsweise transparent darzustellen und anzubieten, oder eben die Anfrage abzulehnen bzw. die Klientin weiterzuvermitteln. Insbesondere in Bezug auf Methoden ist Transparenz sehr bedeutsam: Klientinnen müssen nachvollziehen können, wozu, gerade jetzt, gerade diese Methode angeboten wird. Teilhabe zu vermitteln, bedeutet auch, den Klientinnen Wahlmöglichkeiten zu bieten, oder mit ihnen über die Rahmenbedingungen, bspw. Abstimmung über Rechte und Pflichten für Ihre Zusammenarbeit, zu verhandeln. Schaffen Sie an dieser Stelle auch Transparenz über Ihre Rolle, Ihre Arbeitsweise, über Ihr Mandat und auch über Ihren Umgang mit sensiblen Daten. Auch auf der Interventionsebene findet sich die Transparenz. Ich verwende hierbei den Begriff *proaktive Transparenz*, also eine Transparenz, die ich absichtlich immer in meinen Arbeitsbeziehungen herstelle, um für meine Klientinnen möglichst einschätzbar und berechenbar zu werden. Je besser dies gelingt, umso weniger Missverständnisse entstehen bei Interpretationen von Klientinnen zu Erwartungen oder Absichten der Beraterinnen. Die Sätze beginnen dann oft mit »Ich habe mich gefragt, ob …«, »Seit unserem letzten Gespräch hat mich beschäftigt …« etc. Hierdurch wird ein kurzer Blick in den Kopf der Beraterin ermöglicht, was schnell die Fragezeichen der Klientinnen zu Intentionen und mentalen Vorgängen ihres Gegenübers aus der Welt schafft und damit den Vertrauensaufbau fördert.

Akzeptanz und Neutralität

Nicht immer bekommen Sie Wirklichkeitskonstruktionen erzählt, die sich im Bereich normativer Parameter befinden. Manchmal werden Ihnen Konstruktionen präsentiert, die möglicherweise sehr weit weg von der eigenen Lebenswelt sind. Wirklichkeiten, die Sie aufhorchen, aufschrecken oder erstarren lassen. Diese Reaktionen könnten sich in Mimik, Gestik und Sprache äußern. Wichtig ist, erst mal alles anzunehmen und zu akzeptieren. Das bedeutet natürlich nicht, dass Sie grenzverletzendes, selbstverletzendes oder delinquentes Verhalten tolerieren. Würden Sie sich jedoch dazu verleiten lassen, spontan zu bewerten, würden Sie Ihre Neutralität gegenüber der Wirklichkeitskonstruktion Ihrer Klientin aufgeben. Die Neutralität der Beraterin betrifft auch Veränderungen und Lösungen, man könnte auch von Veränderungsneutralität sprechen. Die Verantwortung für Lösungen und Veränderungen haben die Klientinnen selbst. Somit ist es nur folgerichtig, dass auch die Frage »Wann ist gut gut genug?« einzig von den Klientinnen beantwortet werden kann. Als Beraterinnen hüten wir uns davor, Veränderungen für andere zu wollen.

Allparteilichkeit und Zirkularität

Nach Luhmann (1984) schließen sich ständig Kommunikationen an Kommunikationen an. Wenn Sie diesem Gedanken folgen, wird schnell deutlich, wie aussichtsreich zirkuläre Perspektiven für den Prozess sind. Denken und Fühlen geschehen in sozialer Weise. Menschen denken und fühlen rekursiv:

- Welche Auswirkungen hat mein Verhalten auf mein Gegenüber?
- Was wird emotional ausgelöst?
- Was für Gedanken werden folgen?
- Wie werde ich gesehen?

Es entsteht ein Narrativ aus Erwartungen und Erwartungserwartungen darüber, was wir annehmen, was über uns angenommen wird: ein sozialer Effekt, der potenziell alle wichtigen Menschen aus den relevanten Systemen miteinbezieht.

Manchmal laden Klientinnen Sie unterschwellig ein, gegenüber anderen Personen (Familienmitglieder, Partnerinnen, Vorgesetzte etc.) Partei für sie zu ergreifen. Dies ist vielleicht der Versuch einer Koalitionsbildung. Sie können versuchen, jedem anderen Systemmitglied aus dem Kontext der Klientin Gehör zu verschaffen, indem Sie zirkuläre Perspektiven eröffnen: »Was denken Sie, welche Erwartungen hat Ihre Partnerin an dieses Gespräch?«, »Wie werden es andere sehen?« Die zirkuläre Fragestellung bezieht dabei »abwesende Anwesende« mit ein. Durch diese Perspektiven werden alle Systemmitglieder mitgedacht und Auswirkungen eigenen Handelns werden berechenbarer. Im Traumakontext kann die Allparteilichkeit sogar die Täter oder Täterinnen mit einschließen. Hier ist jedoch Sensibilität geboten, da zum einen vermieden werden sollte, dass Klientinnen im Sprechen über diese getriggert werden und zum anderen nicht der Eindruck entstehen sollte, dass das Wohl von Täterinnen und Tätern über das der Klientinnen gestellt wird. Ich vermittle meinen Klientinnen gerne, dass ich sehr wohl parteilich für sie als Betroffene sein werde, dies jedoch nicht bedeutet, dass ich nicht auch andere Perspektiven im System überprüfen werde.

Zärtlich verstörende Respektlosigkeit und musterunterbrechende Irritation

Hier ist mitnichten die Respektlosigkeiten gegenüber Klientinnen gemeint, sondern Respektlosigkeit zum einen gegenüber ihren Konstruktionen von Wirklichkeit und zum anderen gegenüber ihren möglichen linear-kausalen Annahmen und sofortigen Handlungsideen (Palazzoli et al., 2003). Wer sagt, dass richtig ist, was Sie gerade lesen oder denken? Auch die paradoxen systemischen Fragestellungen (bspw. Verschlimmerungsfragen) folgen der Idee der Respektlosigkeit gegenüber einer bestimmten Denk- oder Handlungskonstruktion der Klientinnen. Es gibt keine Denkverbote in der Systemischen Traumaberatung, kein richtig und falsch, kein gut und schlecht.

Lösungsfokussierung

Lösungsfokussierung beschreibt im Unterschied zur Lösungsorientierung eine zielgerichtete Prozessnavigation zum nächsten für die Klientinnen realistisch möglichen Denk- oder Handlungsschritt. Die lösungsfokussierte Vorgehensweise soll Ihre Klientinnen zurück in ihre Selbstwirksamkeit führen (de Shazer, 2008). Menschen suchen häufig Hilfe in Situationen, die sie selbst als Warteraum oder Übergangsraum erleben, in dem sie sich als handlungseingeschränkt wahrnehmen oder die Situation sogar als ausweglos empfinden. Im Traumakontext sollte die Lösungsfokussierung immer einen tendenziell nachgeordneten Platz erhalten. Zuerst muss eine Klientin sich in der Schwere ihrer Situation verstanden fühlen. Schwere und Ausweglosigkeit sind jedoch Konstruktionen, die nur allzu leicht dazu geeignet sind, instrumentalisiert zu werden und in der Folge zu Nichtveränderung und Verantwortungssuche im Außen führen. Die Aufgabe an uns als Beratende lautet, eine gute Balance zwischen »führen und folgen« herzustellen. Das bedeutet zwar, der Klage Raum zu geben, bewusst zuzuhören und insofern zu *folgen*, als auch im richtigen Moment wieder aktiv den Prozess zu *führen*, indem durch Fragen gezielt gesteuert wird. Ein guter Moment, die Führung wieder zu übernehmen, ist spätestens dann erreicht, wenn die Klage sich zu wiederholen beginnt.

Eine lösungsfokussierende Haltung beinhaltet eine innere Überzeugung, dass eine Lösung oder Verbesserung möglich ist. Dies ist ein wichtiger Wirkfaktor. Dazu kommt, dass Sprache Wirklichkeit erzeugt. Das Sprechen über Lösungen macht das Finden von Lösungen konkreter und wahrscheinlicher. Auf Interventionsebene wird hierzu immer wieder auf Ausnahmen fokussiert: »Wann war es zuletzt ein kleines bisschen weniger schwer? Was war da anders?«

Kompetenz- und Ressourcenfokus

Der Fokus auf Kompetenzen und Ressourcen ist das Mittel der Wahl, um dem Lösungsfokus näherzukommen. Was sich laut Klientin akut nicht bewegen lässt, unerträglich oder aussichtslos erscheint, wird oft über Stunden berichtet. Menschen, die sich auf ihre Kernkompetenzen und Ressourcen gedanklich und emotional neu besinnen können, erleben sich als selbstwirksam. Die Erinnerungen aus der Vergangenheit, in denen die Betroffenen stürmische Situationen aussichtsreich überstanden haben, liegen manchmal im Dunkeln. Eine Intervention wäre, an diese gemeisterten Situationen anzukoppeln, um den Klientinnen zu verdeutlichen, dass sie wirksam sein können: »Wozu war, ist oder wird Ihnen diese Stärke nützlich (sein)?« Im Traumakontext spielt außerdem Neuroplastizität eine wichtige Rolle. Die nutzungsabhängige, plastische Formbarkeit des Gehirns führt dazu, dass sich diejenigen neuronalen Netzwerke verstärken, die häufiger genutzt werden. Kurz gesagt, es verstärken sich beispielsweise Stress- oder Belastungsnetzwerke, wenn sie häufig erlebt werden oder über sie gesprochen wird. Umgekehrt verstärken sich jedoch auch die ressourcenassoziierten Netzwerke, wenn sie häufig aktiviert werden. Es wird also gezielt eine Art von neuronalem Gegengewicht zu den Trauma-Netzwerken geschaffen (s. Abschn. 3.10).

Möglichkeitskonstruktion
Die Möglichkeitskonstruktion ist weniger eine Haltung als eine Blickrichtung im Prozess. Eine Intervention im Sinne einer Möglichkeitskonstruktion wäre es, sprachlich eine hypothetische, z. B. kompetenzfokussierte Konstruktion in der Zukunft aufzubauen. Die Frageeinleitung »Mal angenommen …« eröffnet diesen Gedankenraum. Ihre Klientin wird in die Lage versetzt, Handlungsvarianten zu denken. Ein gedankliches Probehandeln im »Als-ob-Modus« entsteht. Festgefahrene Konstruktionen werden verflüssigt, Alternativen werden denkbar. Möglichkeitskonstruktionen sind spielerisch – im Spiel lernen Kinder die für ihre Entwicklung notwendigen Zusammenhänge in einem geschützten Raum. Es entsteht eine Art von Erfahrung, mit einem Fokus auf den nächsten kleinen Handlungs- oder Lösungsschritt.

Selbstreflexion • Haltungsfragen zur Überprüfung der eigenen inneren Einstellung

- Was brauche ich selbst ganz grundsätzlich, um mich in einer ungewohnten Situation wohl und gut aufgehoben zu fühlen?
- Wie gestalte ich das Setting freundlich und offen?
- Was wäre mir wichtig, über meine Beraterin zu wissen (z. B. Rolle, Arbeitsweise, Verweildauer der Sitzungen, Zeitmanagement)?
- Wozu werde ich zur Verfügung stehen und wozu auf keinen Fall?
- Welche Sicherheitsaspekte müssen geklärt werden?
- Was könnte meine Klientin für Kompetenzen haben, über die ich ein Kompliment verschenken kann?
- Welche Metaphern oder häufig verwendeten Schlagworte fallen direkt auf und können aufgegriffen werden?

2.3 Fremdbestimmte Kontexte (FBK)

Oft werden Klientinnen zu uns geschickt, damit sie »etwas für sich tun«. Sie kommen also insofern nicht »freiwillig«, sondern weil andere der Meinung sind, dass es notwendig ist, Hilfe in Anspruch zu nehmen. Eine Anliegenklärung ist hier mitunter eine Anliegenaufklärung. Es muss zu Beginn der Beratung aufgeklärt werden: Wer will was, von wem, wozu?

Durch die Antworten auf diese Fragen wird deutlich welche Anliegen und Erwartungen von anderen Personen ebenfalls im Raum stehen. Es könnte eine oder mehrere »zuweisende« Position(en) geben. Plastisch kann man sich diese Auftrags-Ausgangssituation als eine Art Dreieck aus Klientensystem, Beraterin und der zuweisenden Institution vorstellen (Conen, 2005). Grundsätzlich gilt: Je mehr Transparenz bereits zu Beginn über das Auftragsdreieck hergestellt werden kann, desto einfacher lassen sich die Motivation und Verantwortungslage klären (Lindemann, 2020).

Fehlt die Compliance, so fehlt auch die internale Veränderungsmotivation bei den Klientinnen.

Wichtig

Auch eine externale Motivation ist eine Motivation!

In der Anliegenklärung im Auftragsdreieck lauten die Fragen dann sinnvollerweise:
- Wer war der Meinung, Sie bräuchten Unterstützung?
- Was bringt die anderen dazu, sich Sorgen zu machen?
- Was müsste sich ändern, damit Sie bald wieder in Ruhe gelassen werden? (Was spricht dafür, was dagegen?)
- Was fürchten Sie passiert, wenn sich nichts ändert? (Problemerhaltungsfrage)
- Womit sind Sie aktuell ganz zufrieden in Ihrem Leben?
- Was könnte sich dennoch verbessern?

Die Grenzen der Betroffenen sollten ebenfalls erfragt werden:
- Worüber möchten Sie im Moment noch nicht sprechen?
- Was sollte sich nicht verändern?
- Was hätte ich falsch gemacht, wenn Sie anschließend sagen würden: »Die Beratung war ein Misserfolg«?

Anliegenpriorisierung

Bei der Anliegenpriorisierung geht es darum, zu klären in welcher Reihenfolge eigene Anliegen und Anliegen Dritter bearbeitet werden?
- Welche Aspekte im Auftragsdreieck müssen klar sein?
- Wer hat welche Rollen und Mandate? (z. B. Jugendamt als Wächteramt mit Kontrollfunktion, Beraterin als Unterstützung mit der Pflicht zu informieren)
- Was hier geschehen *soll*: Hilfe vs. Kontrolle
- Was hier geschehen *kann*: Pflicht vs. Kür

Es geht also wieder um die Frage: »Wer will was, von wem, wozu?« Und nicht zuletzt um die Frage: »Angenommen, es gäbe etwas, wofür Sie diese Beratung nutzen könnten, um etwas in Ihrem Leben zu verbessern, was könnte das sein?«

Mithilfe der Abbildung 2.1 lassen sich hervorragend die Grenzen und Funktionen der eigenen Rolle sowie explizite und implizite Erwartungen, die von Beginn an im Raum stehen, erörtern und klären.

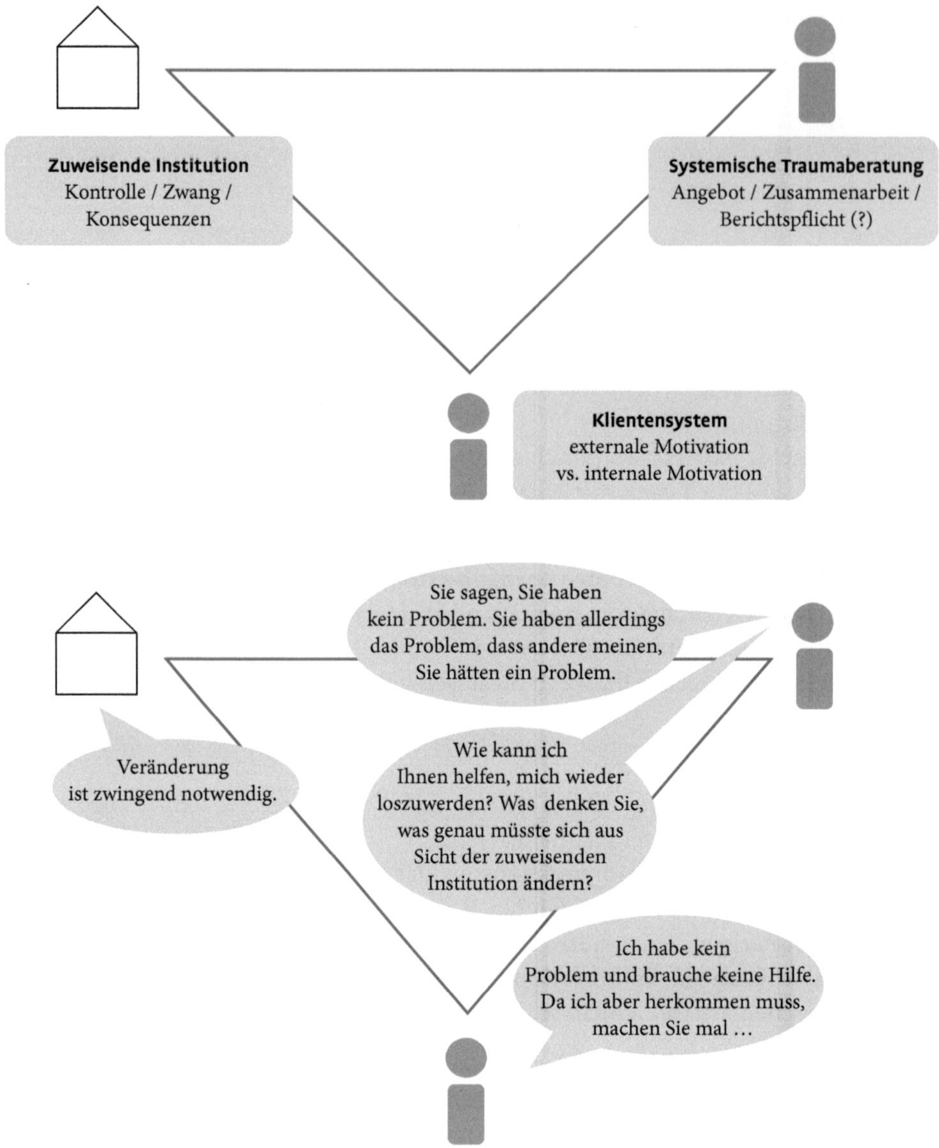

Abbildung 2.1 Triangulation

Methoden für FBK

Im Folgenden werden die Methoden »Drei Körbe« und »Roll on« vorgestellt. Diese Methoden eignen sich hervorragend, um den *zu uns geschickten* Klientinnen dabei zu helfen, zu überprüfen, in welchen Lebensbereichen eine Verbesserung lohnenswert ist. Sie ermöglichen eine nützliche Analyse, wenn vorerst noch keine eigenen Veränderungsanliegen benannt werden können.

Drei Körbe. Als Sortierhilfe hat sich die Drei-Körbe-Methode bewährt. Es gibt drei verschieden große Körbe, die mit Veränderungsanliegen in Zettelform gefüllt werden. Zuerst werden alle Anliegen und expliziten Aufträge gesammelt. Die Körbe sind symbolisch zu verstehen und dienen vor allem zum Sortieren. Es könnten zum Beispiel große Briefumschläge verwendet werden. 2

Im großen Korb werden alle Anliegen gesammelt, die aktuell nicht zu einer Zuspitzung in wichtigen Beziehungen führen und somit erst einmal zu vernachlässigen sind. Es wird im Contracting (s. Abschn. 1.2) beschlossen, darauf zu achten, diese auch nicht mehr ständig zu thematisieren oder ggfs. zu prüfen, ob die Priorität nicht doch anders eingeschätzt werden muss.

Im mittleren Korb werden die Veränderungsanliegen gesammelt, die langfristig wichtig sind, aber derzeit noch nicht im Fokus stehen, da vorab die wichtigsten Aspekte (kleiner Korb) bearbeitet werden sollen. Auf diese Veränderungen wird zu späterer Zeit zurückgekommen.

Dem kleinsten Korb werden zumeist klare Aufträge von zuweisenden Institutionen zugeordnet, aber auch eigene, sehr wichtige Veränderungsanliegen. Es geht um Aspekte, die auf gar keinen Fall akzeptiert werden können, da sie die Sicherheit und Stabilität der Klientin oder anderer gefährden.

Sind die Körbe gefüllt, leitet sich i. d. R. ein erster logischer Bearbeitungsschritt ab.

Roll on. Die Methode »Roll on« habe ich vor einigen Jahren im Rahmen meiner forensischen Tätigkeit entwickelt. Sie verhilft denjenigen Klientensystemen, die im fremdbestimmten Kontext an einer Beratung oder Therapie teilnehmen (müssen), für sich zu analysieren, was für sie möglicherweise verbesserungswürdig sein könnte, mit Blick auf das eigene Leben. Auf diese Weise ergibt sich oft eine erhöhte intrinsische Motivation und bessere Compliance im gesamten Arbeitsprozess.

Die Ziele der Roll-on-Technik sind:

- Bedarfsklärung und Contracting für die Phase 6: Sinn
- Analyse von aktuellen Bedürfnissen, auch »Needs« genannt (Ward & Willis, 2016)
- diagnostische Perspektive auf Lebenszufriedenheit und Kompetenzerleben, auch »Goods« genannt (Ward & Willis, 2016)

Methode • Instruktion »Roll on«

»Alle Menschen haben Bedürfnisse, deren Erfüllung sich maßgeblich auf die Zufriedenheit im Leben auswirken kann. *Roll on* stellt diese Bereiche grafisch differenziert zueinander dar.

In der Methode wird es darum gehen, in den wichtigsten Lebensbereichen zu ermitteln, wie hoch die aktuelle Zufriedenheit eingeschätzt wird, um ableiten zu können, welche Lebensbereiche möglicherweise noch weitere Aufmerksamkeit im Beratungskontext erhalten dürfen, um diese perspektivisch zu verbessern.«

(1) Leben (Gesundheit und Funktionieren)
(2) Erleben von Kompetenz in Freizeit (Spiel, Kreativität, Hobbys und Entspannung)
(3) Kompetenz in Arbeit (z. B. Erfolgserlebnisse)
(4) Kompetenz in freier Entscheidung (Autonomie, Selbstwirksamkeit)
(5) Innere Ruhe (Gelassenheit, Abwesenheit von Stress)
(6) Verbundenheit (intime, romantische und familiäre Beziehungen)
(7) Gemeinschaft (Freunde, Community, Integration, Sprache)
(8) Freude (glücklich sein)

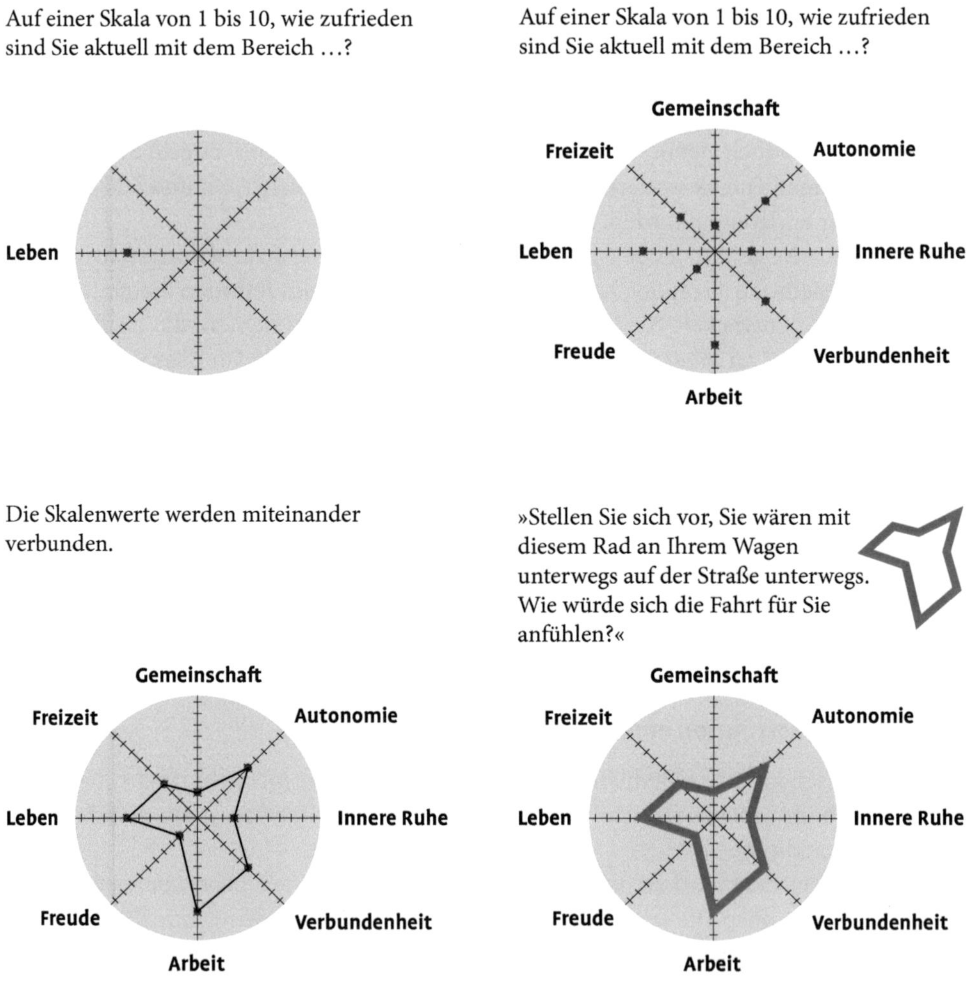

Abbildung 2.2 Matrix Roll on

Abschluss und Festlegen der nächsten Schritte

- Welche dieser Bereiche sollte hier besprochen werden? (Welche nicht?)
- Sie sind in diesem Bereich aktuell auf einer ...
- Auf welchem Wert wären Sie mit einer Veränderung vorerst zufrieden?
- Was wäre dann anders? (Messbarkeit)
- Mit welchem Bereich wäre es nun sinnvoll, zu beginnen?

2

Es können nun mehrere Bereiche sichtbar werden, die verbesserungswürdig scheinen. Dem Gedanken der Stabilisierung folgend, ergeben sich nun entsprechende Themen für die Beratung. Mithilfe systemischer Fragetechnik, aber auch durch Hausaufgaben, Experimente und GeHeim-Tipps (s. S. 66) können nun sukzessive Verbesserungsmöglichkeiten erarbeitet und umgesetzt werden.

2.4 Akzeptanz der Notwendigkeit zur Veränderung

Ich weiß nicht, ob es besser wird, wenn es anders wird.
Aber es muss anders werden, wenn es besser werden soll.
Georg Christoph Lichtenberg

Nicht alle traumatischen Erfahrungen haben dauerhafte Folgen. Wenn jedoch traumatische Erlebnisse Folgen haben, ist die Belastung oft sehr hoch. Es ist wichtig, zu wissen, dass alle Reaktionen und Symptome im Grunde Lösungsversuche des Körpers und der Psyche darstellen, um mit dem fertig zu werden, was passiert ist.

Daneben ist es unabdingbar, die inneren Widerstände zu überwinden, die es manchmal schwer machen, die notwendigen Schritte zu gehen, um die eigene Situation zu beeinflussen.

Veränderungen machen Menschen meistens Angst. Es könnte etwas Wichtiges verlorengehen. Vielleicht verliert man auch die Kontrolle über das Leben, oder eben das, was als Kontrolle, die einem noch bleibt, wahrnehmbar ist. Gerade deswegen ist es wichtig, dass Veränderungen eher kleinschrittig passieren.

Wichtig

Vergessen Sie keinesfalls, die Frage zu stellen, *was unbedingt so bleiben soll, wie es momentan ist.*

Es ist Teil einer fortlaufenden Auftragsklärung in der STB, mehr darüber zu erfahren, welcher Sinn hinter einer Veränderung steht.

- Worum geht es den Klientinnen?
- Soll etwas weniger schlimm werden?
- Soll sich gar etwas verbessern? Soll etwas verschwinden?
- Soll etwas hinzukommen? Wenn ja, was und wozu wäre das gut?
- Wenn etwas verschwinden soll – was sollte dann stattdessen hinzukommen?

An dieser Stelle versucht die STB sinnstiftend zu sein, indem sie Klientinnen erlaubt, ihre Ziele mit einem »Warum (gerade dieses Ziel)?« zu hinterfragen.

Tiefgreifende Veränderungen können immer nur aus dem Menschen selbst heraus entstehen. Es ist manchmal die Frage, was die Klientinnen bereit sind, dafür zu tun. Der erste Schritt ist, zu akzeptieren, dass eine Veränderung notwendig ist. Erst im weiteren Verlauf sollten dann die Veränderungsmotivation gestärkt, Möglichkeiten erörtert und sinnvolle Schritte geplant werden.

Tipp

Sowohl Akzeptanz als auch Motivation stellen hervorragende Fokusse für die Skalierungsarbeit dar!

Es muss ein ausreichend hoher Wert für die Akzeptanz zur Veränderungsnotwendigkeit erreicht werden, damit der nächste Schritt ernsthaft gegangen werden kann.

Es ist oft deutlich schwerer, etwas Kaputtes zu reparieren, als etwas Neues aufzubauen. Die STB orientiert sich weniger am Trauma selbst, sondern mehr an dem, was *stattdessen* hinzukommen könnte, was langfristig eine Stabilisierung und Verbesserung darstellt.

Die traumatische Erfahrung wird nie ganz verschwinden. Die Erinnerung daran wird sich zwar verändern, jedoch wird auch diese nie ganz verschwinden. Die Systemische Traumaberatung ist keine Therapie. Es geht bei diesem Ansatz nicht um Heilung. Es geht um das Finden eines guten Umgangs mit Belastungen, was sich durchaus wie Heilung anfühlen kann.

Das Erweitern von Wahlmöglichkeiten erhöht den Eindruck der Selbstwirksamkeit. Es geht somit um die Etablierung neuer funktionalerer Strategien, um mit dem Erlebten fertigzuwerden. Langfristige Ziele der Systemischen Traumaberatung sind eine veränderte Selbstsicht, ein höher Selbstwert und eine achtsamere Wahrnehmung von Gefühlen und Körperreaktionen. Wenn Menschen in der Lage sind, sich selbst als *Gesamtsystem* zu beobachten und *Wechselwirkungen* zu erkennen, werden sie leichter angemessen reagieren können, wenn sie Belastungsfaktoren erleben.

Der Akzeptanz steht oft die Angst vor Veränderungen im Weg. Es ist wichtig, in diesem Zusammenhang mehr darüber zu explorieren, welche Hindernisse oder gar Verluste erwartet werden, wenn Klientinnen sich auf den Weg machen, etwas zu ändern. Möglicherweise besteht auch die Sorge, dass es schlimmer wird als vorher, was dafür spricht, auch Worst-Case-Szenarien zu berücksichtigen. Diese bieten dann wieder die Möglichkeit zu paradoxen Interventionen.

Beispiel • Paradoxe Intervention

»Angenommen, Sie würden aus einem völlig verrückten Grund entscheiden, dieses Szenario zu verfolgen, was müssten Sie tun, damit es wirklich so schlimm wird?«

Verlustangst

Sehr häufig geht es auch um die Angst, etwas zu verlieren, vielleicht Leistungen, Zuwendungen oder Aufmerksamkeit. Vielleicht wird angenommen, auf die oft hart erarbeiteten oder teuer bezahlten Strategien zur Stabilisierung verzichten zu müssen, z. B. Partnerschaften, Vermeidung, Drogen oder exzessive Handlungen. Es gilt die systemische Haltung der Veränderungs- und Lösungsneutralität. Wir nehmen niemandem etwas weg, bevor er oder sie nicht etwas Neues für sich entwickelt hat. Als Intervention empfiehlt sich in diesem Fall die Hausaufgabe der vorübergehenden gezielten *Nichtveränderung*. Im Gespräch könnte es hilfreich sein, auf die guten und sinnvollen Gründe zu fokussieren, z. B. die schädliche Beziehung momentan nicht zu beenden oder den Konsum von schädlichen Substanzen (vorerst) nicht zu verringern. Erst sollten Sie verstehen, was die Klientinnen davon haben und dann gemeinsam mit ihnen suchen, was außerdem in Frage kommt, um diese wichtigen Bedürfnisse zu befriedigen. Auch wenn es zunächst paradox erscheinen mag, kann es mitunter sinnvoll sein, wenn Sie in Ihrer beratenden Funktion die Partei für bspw. den Drogenkonsum ergreifen und sich dann von den Betroffenen erklären lassen, wozu es doch gut wäre, statt zu konsumieren, etwas anderes zu tun. Als Beraterin machen Sie Reframing-Angebote und benennen schädliche Verhaltensweisen als Lösungsversuch von etwas, das auf anderen Wegen noch nicht gut gelöst werden konnte. Sollte das Reframing anschlussfähig sein, kann gemeinsam überlegt werden, welche anderen Strategien sonst noch genutzt werden könnten, um dasselbe Ziel zu erreichen.

Tipp

Aus fachlicher Perspektive spricht in Bezug auf das o. g. Beispiel nichts gegen eine flankierende Suchttherapie.

Erkennen der Notwendigkeit der Veränderung

Wenn ich eigentlich weiß, dass ich etwas verändern müsste, aber trotzdem in der Vermeidung bleibe, habe ich möglicherweise noch nicht vollständig akzeptiert, dass es sein *muss*. In der Beratung verhelfen oft die folgenden Fragen zu einem Umdenken:

- Angenommen, Sie würden weiterhin nichts verändern, was befürchten Sie, wie sich in Zukunft Ihr Leben entwickeln wird?
- Wie genau heißt Ihre Alternative zur Veränderung?
- Was fürchten Sie, könnte verlorengehen, wenn Sie sich auf den Weg der Veränderung machen?
- Was möchten Sie bewahren, weil es Ihnen wichtig ist?
- Wie heißt Ihr Ziel?
- Was wollen Sie wirklich?
- Was sind Sie bereit, dafür zu investieren?
- Was brauchen Sie für den ersten kleinen Schritt?

Fazit

Was die Akzeptanz angeht, wird es immer einige Vorarbeit benötigen. Meistens lohnt es sich, das Thema während des gesamten Prozesses immer wieder zu bilanzieren oder auch zu skalieren: »Wie groß ist im Moment Ihre Akzeptanz für die Veränderungsnotwendigkeit?«

In der STB regen wir folgende Denkrichtung an:

- Wie ist die Sicht der Klientinnen auf die belastende Situation?
- Das Leben ist nicht beliebig lang. Was für ein Leben wünscht sich das Klientensystem eigentlich? Versuchen Sie, Ihre Klientin zu bewegen, für sich lohnenswerte Zielbilder imaginieren.
- Was spricht für den Versuch, gezielte Veränderungen anzustreben? Was genau?
- Wie sehen andere wichtige Menschen die Notwendigkeit zur Veränderung?
- Wer weiß Bescheid? Wer unterstützt?
- Was sollte sich erst mal nicht ändern?
- Was unbedingt?
- Was braucht es, um die Motivation aufrechtzuerhalten?
- Was könnte schiefgehen und wie könnte dann am klügsten reagiert werden?
- Was können die Beraterinnen tun?
- Was können die Klientinnen tun?
- Was sollte in der Beratung passieren?

3 Phase III: Diagnostische Brille und Psychoedukation

In diesem Kapitel geht es um zwei parallel laufende Prozesse der Systemischen Traumaberatung:

(1) die Kontextualisierung der Wirklichkeitskonstruktion »Traumatisierung« der Klientinnen

(2) Psychoedukation, um die Zusammenhänge besser nachvollziehen zu können

Info

Abseits von Approbation und Kassenfinanzierung verzichten die meisten Systemikerinnen auf konkrete (phänomenologische) Diagnosen. Das bedeutet jedoch nicht, dass deswegen auf eine diagnostische Logik und Beobachtungen von wichtigen Zusammenhängen und Wechselwirkungen verzichtet wird.

Der zweite Teil dieses Kapitels ist etwas weniger systemisch, da er auf konkrete Wissensvermittlung setzt. Wissen, das dazu beiträgt, den Klientinnen ihre Symptome verständlich zu machen. Das Wissen um den Ursprung ihrer Symptome führt bei Betroffenen häufig schon zu einer Entlastung. Psychoedukation widerspricht auf den ersten Blick dem systemischen Ansatz ein klein wenig, da an dieser Stelle eben nicht das Klientensystem das einzig wahre Expertengremium seiner Problemlagen darstellt.

3.1 Anamnese der Wirklichkeitskonstruktion und des Traumakontextes

Um von vornherein Unklarheiten zu vermeiden, ist es hilfreich, zu wissen, worüber genau gesprochen wird. Wenn es um schmerzhafte Erfahrungen oder stark schambehaftete Themen geht, sind sowohl Klientinnen als auch Beraterinnen manchmal etwas zurückhaltend im direkten Ansprechen. Das Beratersystem hat allerdings genau diese Aufgabe, nämlich zu vermitteln: »Ich kann auch die belastenden Dinge ansprechen …«, hierbei ist implizit »… und ich bin gut dazu in der Lage, sie auch auszuhalten« Diese Grundhaltung vermittelt außerdem den Eindruck eines stabilen Gegenübers. Dies verhindert zugleich, dass Klientinnen meinen, uns schützen oder schonen zu müssen.

3.1.1 Traumafolgen erkennen

Ein traumatisches Ereignis macht für die meisten Menschen eine Phase der Erholung und der Stabilisierung notwendig. Dies gilt ganz besonders, wenn sich eine Folgesymptomatik herausbildet, also wenn das Gesamtsystem es nicht schafft, sich mit den vorhandenen Kräften selbst zu regulieren.

Anzeichen für eine Posttraumatische Belastungsstörung

Wenn die folgenden Symptome länger als vier bis sechs Wochen auf einem hohen Niveau bestehen, ist die Wahrscheinlichkeit für eine Posttraumatische Belastungsstörung (PTBS) relativ hoch (Dilling et al., 2015):

- wiederkehrende, plötzliche Erinnerungen an das Ereignis, z. B. in Albträumen oder »Tagträumen«, sog. »Flashbacks« oder auch »Nachhallerinnerungen«, in denen Szenen, Bilder, Sinneseindrücke oder Körpersensationen vom traumatischen Geschehen immer wiederkehren
- Vermeiden von allem, was an das Trauma erinnern könnte – Die Vermeidungshaltung kann sich mit der Zeit auch auf andere Bereiche ausbreiten.
- eine gesteigerte Erregbarkeit und Schreckhaftigkeit – Das autonome Nervensystem, das die vitalen und vegetativen Überlebensfunktionen beim Menschen regelt, befindet sich in ständiger Alarmbereitschaft, oder es regelt das Gesamtsystem so weit herunter, dass ein phlegmatischer Zustand der emotionalen Betäubung (»Numbing«) und Erstarrung anhält (LeDoux, 2001).

Life Event. Ausgangspunkt sind immer *belastende bzw. traumatische Ereignisse*, in denen der Zustand einer objektiven oder subjektiven Hilflosigkeit und Todesangst erfahren wurde. Auch sehr hochbelastende Lebensumstände, über einen längeren Zeitraum hinweg, können auslösend sein.

Je näher, umso schlimmer. Je näher der Bekanntheitsgrad zu der Person, welche die Tat begangen hat, ist, desto wahrscheinlicher ist es, dass das stark destabilisierende Kriterium »sozialer Verrat« erfüllt ist. Dies wird verstärkt, wenn den Klientinnen nicht geglaubt wird oder ihnen dieses Gefühl vermittelt wird (Hanswille & Kissenbeck, 2008).

Je häufiger, umso schlimmer. Handelt es sich nicht nur um ein einmaliges Ereignis, sondern eine ganze Reihe von Ereignissen – nicht selten über Jahre hinweg –, verstärkt sich die symptomatische Reaktionsweise oft um ein Vielfaches. Bei Monotraumata, also singulären Ereignissen, steigt die Wahrscheinlichkeit für eine Traumafolgesymptomatik interessanterweise durch den Faktor »mehrere Betroffene«. Scheinbar registriert unser Gehirn eine proportional größere Gefahr, je mehr Menschen um uns herum ebenfalls orientierungslos und hilflos sind bzw. verletzt und traumatisiert werden (Hanswille & Kissenbeck, 2008).

Zeugenschaft. Es ist wichtig, zu berücksichtigen, dass das Miterleben von z. B. Gewalt für die Klientinnen oft schwerwiegendere Folgen haben kann, als es vielleicht bei einer direkten Exposition der Fall wäre. Dies hängt damit zusammen, dass körperlicher Schmerz einen Cocktail aus körpereigenen Opioiden bzw. Endorphinen sowie Cortisol, Dopamin und Oxytocin erzeugt, der hilft, das traumatische Erlebnis gedämpfter wahrzunehmen bzw. nicht von den Wahrnehmungen geflutet zu werden (Gruber & Koler, 2022). Dieser chemische »Puffer« steht den Zeugen von Gewalt leider nicht in dieser Form zur Verfügung.

Traumatisierung »danach«. Wenn Klientinnen beispielsweise ein sexueller Übergriff nicht geglaubt wird und stattdessen ihre Integrität von staatlichen Organen oder gar von Familienmitgliedern in Frage gestellt wird, bricht häufig eine innere Welt – ein Konstrukt scheinbarer Sicherheit – zusammen, was eine maximale Hilflosigkeitserfahrung erzeugt und das Zurückerlangen von gefühlter Stabilität bisweilen unmöglich macht.

Der Blick auf diese Zusammenhänge sowie den Grad der individuellen Belastung bietet eine gute erste Orientierung, abseits von gezielter Psychodiagnostik, um festzustellen, ob eine Folgesymptomatik anzunehmen ist und wenn ja, wie schwer diese einzuschätzen ist. Auch wenn nicht alle Kriterien erfüllt sind, kann sich ein klarer Hilfebedarf ergeben.

3.1.2 Den aktuellen Stand erfassen

Gemeinsames Verstehen für die aktuelle Symptomatik und Situation entwickeln. Die Wirklichkeitskonstruktion »Traumatisierung« zu kontextualisieren, bedeutet vor allem, mehr über die psychischen, emotionalen und körperlichen Erlebensweisen der Klientinnen und ihrer sozialen Netzwerke zu erfahren. Auch die Selbstbeobachtungsfähigkeit der Betroffenen soll sich verbessern, um wichtige belastende Zusammenhänge zu erkennen und darauf Einfluss nehmen zu können.

- Was wird beschrieben?
- Seit wann besteht die Symptomatik?
- Welche Auslöser werden situativ angenommen?
- Welche Belastung wird beschrieben?
- Wann tritt ein Symptom auf? Wann nicht? Wie stark?
- Bei An- und Abwesenheit von anderen?
- Wann gibt es Ausnahmen?
- Was macht es schlimmer?
- Wer oder was hilft momentan?
- Wer oder was hat früher geholfen?
- Welche Gefühle, Körperempfindungen und Gedanken gehören dazu?
- Was für Symptome werden noch beschrieben?
- Was wird schon darüber gewusst?
- Was wird schon über Regulation gewusst?

Die Kontextualisierung bietet eine wichtige Datengrundlage für die Hypothesenbildung. Auf Interventionsebene ermöglicht sie Unterschiedsbildung und das Finden von Ausnahmen. Darüber hinaus können in diesem Arbeitsabschnitt schon wichtige Hinweise zur Triggeridentifikation gefunden werden, weshalb sich insbesondere hierauf ein Hinweis vor dem Interviewbeginn lohnt.

Wichtig

Im systemischen Ansatz ist jede diagnostische Anamnese auch zugleich Intervention! Das Wort »Diagnose« könnte vor dem Hintergrund des systemischen Ansatzes etwa »Erkenntnisgewinn durch Unterschiedsbildung« bedeuten.

Sensibles Erfassen des Traumakontextes. Der zentrale Fokus der Anamnese liegt nur zu einem kleinen Teil auf dem auslösenden Ereignis (Trauma) und zu einem größeren Teil auf den Auswirkungen, die hierdurch entstanden sind.

Zur Klärung des Traumakontextes können folgende Fragen gestellt werden:

- Was war der Grund, eine (systemische) Traumaberatung aufzusuchen? (Ereignis und Symptome)
- Seit wann geht es Ihnen so schlecht?« (chronologische Interpunktion / Verlauf)
- Was nehmen Sie selbst als Auslöser dafür an? (Life Event)
- Welche Auswirkungen hatte das auf Ihr Leben? Was genau waren die Folgen?

Tipp

Bitte besonders in dieser Phase das Tempo drosseln und Ruhe vermitteln! Was niemand brauchen kann, ist zusätzlicher Stress von außen. Nutzen Sie hierzu Ihre Stimmlage und die Spechgeschwindigkeit.

Kritische Lebensereignisse erfragen. Weder im Dunkeln herumzustochern noch um den heißen Brei herum zu reden, ist für die STB ein sinnvolles Vorgehen. Es sollte also relativ früh im Prozess grob umrissen werden, worüber gesprochen wird, wenn das Klientensystem von Traumatisierung spricht.

Um Klientinnen möglichst nicht in ein Wiedererleben zu bringen und dennoch Informationen über das oder die traumatischen Ereignisse zu erhalten, sollten folgende Fragen nur mit Ja oder Nein beantwortet werden.

- War es ein einmaliges Ereignis?
- Waren Sie selbst betroffen?
- Waren Sie Zeuge?
- Steht das Ereignis im Zusammenhang mit sexuellen Gewalterfahrungen?
- War es ein Gewaltkontext?
- Trifft beides zu?
- War es ein Unfall oder eine andere Katastrophe?
- Waren noch andere Personen außer Ihnen betroffen?

- War es ein Täter oder eine Täterin? Mehrere?
- War der Täter oder die Täterin bekannt?
- War es jemand aus dem Familien- oder nahen Bekanntenkreis?
- Wusste jemand davon?
- Waren Polizei oder Behörden involviert?
- Hat man Ihnen geglaubt?
- Waren anschließend Menschen für Sie da und haben sich um Sie gekümmert?
- Konnten Sie selbst für sich sorgen?

Beispiel • Plausibilisierung der sensiblen Herangehensweise

Eine Einleitung zu den Fragen könnte folgendermaßen lauten:

»Um die Belastungssituation gut einschätzen zu können, benötige ich einige Hintergrundinformationen von Ihnen. Eines der Kernkriterien für ein Trauma ist immer ein oder mehrere Ereignisse, die auslösend für alle weiteren Entwicklungen waren. Es ist nicht wichtig, auf konkrete Details einzugehen, doch die Basis-Eckdaten sollten mir bekannt sein. Bitte beantworten Sie die folgenden Fragen nur mit Ja oder Nein, damit wir vermeiden können, zu früh zu tief in das Erlebte einzusteigen.«

oder

»Es ist zwar wichtig, dass ich darüber Kenntnis habe, was in etwa geschehen ist, dies muss für den Anfang jedoch noch nicht sehr detailliert sein. Sollte es überhaupt notwendig sein, werden wir erst zu einem deutlich späteren Zeitpunkt vertiefend über die Erlebnisse ins Gespräch gehen. Im Moment steht die Stabilisierung im Vordergrund und allzu genaue Beschreibungen schlimmer Ereignisse können destabilisierend sein, daher versuchen Sie mir bitte für den Anfang einen Überblick über die Fakten zu geben.«

Wichtig

An dieser Stelle sollte das Beratersystem den Klientinnen sehr viel Wertschätzung entgegenbringen. Die Schwere der Situation muss gewürdigt werden. Einem fremden Menschen etwas über schlimme Erfahrungen anzuvertrauen, ist ein großer Schritt. Sprechen Sie Lob und Anerkennung dafür aus: »Ich bin beeindruckt davon, wie Sie es geschafft haben … dass Sie es überstanden haben … dass Sie sich nicht haben unterkriegen lassen und heute hier sitzen.«

Systemisches Interview zum Verlauf der Traumafolgen. Für jede Anamnese sind insbesondere die bisherigen Verläufe wertvolle Informationsgrundlagen. Dem Motto folgend »Menschen leben in (ihren) Geschichten«, interessieren wir uns entsprechend sehr für Interpunktionen und Kapitel im Sinne von Lebensphasen und Meilensteinen.

Die folgende Fragesammlung stellt kein strukturiertes oder halbstrukturiertes Interview dar und sollte nicht einfach abgelesen werden, sondern Ihnen für Ihre Prozessnavigation als Inspirationsquelle dienen.

Beispiel • Fragen zur Exploration der persönlichen Geschichten der Betroffenen

- Ab wann war etwas so?
- Was war danach anders?
- Woran haben Sie es am deutlichsten gemerkt?
- Was haben Sie ab da vermisst?
- Wovon hätten Sie da gerne etwas mehr gehabt?
- Was haben Sie *nach der traumatischen Situation* gemacht, gefühlt, gedacht? (Achtung: Wir fragen nicht in die traumatischen Situationen hinein, sondern kümmern uns um die *Auswirkungen*!)
- Wann genau war der Punkt, der zu der Entscheidung geführt hat, sich Unterstützung zu suchen?
- Was hat Sie da besonders bewegt?
- Was war in dem Moment Ihr wichtigster Wunsch?
- Was bereitet Ihnen aktuell am meisten Probleme?
- Welche Auswirkung war bisher am belastendsten für Sie?
- Was hält Sie über Wasser, wenn es Ihnen richtig schlecht geht?
- Was gibt Ihnen sonst noch Halt?
- Angenommen, Ihre Situation ändert sich nicht, was wären die befürchteten Folgen?

Wirklichkeitskonstruktion und bisheriger Verlauf. Aus systemischer Sicht interessieren immer die beschreib- und beobachtbaren Auswirkungen auf der *sozialen Systemebene.* Was können wir über Beziehungen, unterstützende oder problemverschlimmernde Personen in Erfahrung bringen? Diese Ebene liefert zudem eine wichtige Datenbasis für Hypothesen und Arbeitshypothesen im weiteren Prozess. Wir kontextualisieren die Systemebene und die chronologischen Unterschiede. Auch hier liegt der zentrale Fokus auf den Auswirkungen, diesmal im umgebenden System.

Vergangenheit:

- Welche Menschen gehörten zu der Zeit der traumatischen Erlebnisse zu Ihrem Leben?
- Wer war für Sie da?
- Wen haben Sie als Unterstützung empfunden?
- Wer war sonst noch wichtig?
- Wer ist seitdem neu hinzugekommen?
- Wie haben sich die *Beziehungen* entwickelt?

- Wie haben sich die anderen verhalten, (zirkulär) gefühlt oder was könnten sie gedacht haben?
- Wie war das für Sie?
- Was haben Sie seitdem in Ihrem System vermisst?
- Was hat Ihnen geholfen?

Momentane Wirklichkeitskonstruktion:
- Wie ist es aktuell?
- Wie kann ich mir Ihren Alltag vorstellen?
- Was macht es Ihnen schwer?
- Was macht es erträglich?
- Was beschäftigt Sie? Welche Gedanken? Welche Gefühle? Welche Symptome? Was tun Sie momentan, um damit fertigzuwerden? Was noch?

System:
- Welche Menschen spielen zurzeit eine größere Rolle in Ihrem Leben?
- Warum gerade diese?
- Wie würden Sie die Beziehung(en) beschreiben?
- Wo liegen zurzeit Konflikte?
- Was könnte sich verbessern?
- Wo finden Sie Halt?
- Wer gibt Ihnen Unterstützung? Was für Unterstützung genau?

Zirkulär:
- Wer ist stolz auf Sie, dass Sie sich nicht unterkriegen lassen?
- Wer ist Ihnen momentan nah oder wichtig?
- Was fühlen oder denken diese Menschen in Bezug auf Ihre Situation?
- Was wäre wahrscheinlich ihr Wunsch für Sie?

Möglichkeitskonstruktion für die Zukunft:
- Angenommen, die Systemische Traumaberatung wird für Sie ein Erfolg. Was sollte sich bis zum Ende der Beratung in Ihrem Leben verbessert haben?
- Was sollte verschwinden?
- Was sollte stattdessen hinzukommen?
- Wenn es zwei Wünsche gäbe für Veränderungen in Ihrem Leben, einen großen sehr präsenten und einen kleinen eher leisen, wie würden diese beiden Wünsche konkret lauten?
- Was sollte sich außerdem verbessern?
- Was sollte sich durch die Beratung keinesfalls verändern, weil es für Sie gut ist, so wie es ist?

3.1.3 Hypothesen und Arbeitshypothesen

Im systemischen Ansatz wird auf phänomenologische Diagnosen wie im ICD oder DSM weitgehend verzichtet, da diese ein »Es ist so« implizieren, wo viel dringender ein »Es könnte sich möglicherweise etwas so zeigen, schon bald aber verändern« gebraucht würde. Abseits von kassenärztlichen Abrechnungsmodalitäten wird also stattdessen auf Hypothesen zurückgegriffen. In der Systemischen Traumaberatung befinden wir uns diesbezüglich auf einem schmalen Grat, da gerade für den Traumakontext *erhärtende* Einschätzungen mitunter hilfreicher sein können als *weiche* Hypothesen. Man denke nur an die Einschätzung von Risiken für die Klientinnen für Flashbacks und/oder Dekompensation. Dennoch sollte man sich seiner persönlichen Haltung bewusst sein und auch dessen, dass sowohl Diagnosen als auch Hypothesen nur Konstrukte sind.

Definition

Diagnosen sind systemisch gesehen immer diagnostische Hypothesen, also *vorläufige* Konstruktionen, die im gemeinsamen Arbeitsprozess entstehen. Sie bilden für uns als Beratende pragmatische Handlungsorientierungen (Schwing & Fryser, 2014).

Neben diesem Verständnis spielen Hypothesen und Arbeitshypothesen auch für die Prozessnavigation in der Systemischen Traumaberatung eine zentrale Rolle. Manche Hypothesen verschenken wir als Anregung, d. h. wir sprechen laut das aus, was wir gerade annehmen, wenn wir entweder auf das Klientensystem (KS) oder auch auf das Berater-Klienten-System (BKS) schauen. Diese Außenperspektive hilft dem Klientensystem, sich selbst oder etwas anderes zu ordnen. Ein Abgleich zwischen Außenwahrnehmung und Selbstwahrnehmung wird ermöglicht. Es kann hier von einer Ordnungs- und Anregungsfunktion gesprochen werden (von Schlippe & Schweitzer, 2013).

Was ist der richtige Moment, um eine Hypothese laut auszusprechen? Wir müssen uns im Prozess immer wieder fragen, ob wir unsere Hypothesen laut verschenken oder verdeckt verfolgen. Beides kann nützlich sein. Im Traumakontext haben wir es häufig mit Systemen zu tun, die sehr sensible »Antennen« dafür haben, wenn hintergründige Absichten in einer Beziehung mitschwingen. Gleichzeitig fällt es jedoch häufig schwer, zu der richtigen Interpretation zu kommen, worum es bei dieser Absicht konkret geht. Meine Empfehlung lautet daher, für diesen Kontext weniger verdeckt, sondern eher transparent zu agieren, d. h. Hypothesen tendenziell offenzulegen. Wir werden einschätzbarer und dadurch entsteht in der Arbeitsbeziehung eine höhere Vertrauensqualität.

Hypothesen als Referenzpunkte für die Prozessnavigation. Systemische Traumaberaterinnen verstehen sich nicht als Expertinnen oder Ratgeberinnen. Gleichwohl bieten sie ihre möglichst konstruktneutralen (s. Abschn. 2.2 »Haltung«) Beobachtungen den Klientinnen in Form von Hypothesen an. Aus einer neutralen und nichtwissenden Haltung heraus vergeben sie weder Ratschläge noch wollen sie Zuschreibungen machen. Nichtsdestotrotz ist es wichtig, auch die eigenen Gedanken und Ideen verfügbar zu machen, jedoch in einer sprachlich maximal sensiblen und im Konjunktiv formulierten Art und Weise.

Hypothesen sind außerdem strategische Ausgangspunkte in der Prozessnavigation. Dazu ist es hilfreich, sich seine aktuellen Hypothesen immer wieder zu vergegenwärtigen und ggf. auch zu verschriftlichen. Auf dieser Grundlage wird überprüfbar, in welcher Weise und mit welcher inneren Haltung gerade auf das Klientensystem geschaut wird.

Es lohnt sich, nach jeder Sitzung die eigenen Hypothesen zu überprüfen:

- Welche Hypothese lohnt es sich weiterzuverfolgen?
- Welche Hypothese könnten Sie verwerfen?
- Inwiefern stellte die Hypothese eine hilfreiche Perspektive für Ihr Klientensystem dar?
- Welche andere oder verrückte Hypothese kommt noch infrage, an die Sie noch nicht gedacht haben?

Metaphorisch gesprochen können Sie sich das hypothesengeleitete Arbeiten als Leitplanken für Ihre jeweils nächste Prozessnavigation vorstellen.

Hypothese zur Ausgleichbewegung. Vieles von dem, was wir in Systemen beobachten können, beruht auf Ausgleichsbewegungen (Luhmann, 1984). Probleme lassen sich demnach häufig als Lösungs- oder Ausgleichsversuche verstehen. Dieser Gedanke kann an dem Phänomen der Rollenübernahme innerhalb eines Systems verdeutlicht werden: Bleibt eine Rolle längere Zeit unbesetzt, wird wahrscheinlich jemand aus dem System wichtige fehlende Rollenanteile übernehmen, damit das System nicht in ein Ungleichgewicht gerät.

Beispiel • Homöostase

Beobachtung: Der Vater ist seit drei Monaten inhaftiert und seit einiger Zeit zeigt sich der Sohn vermehrt aggressiv im Verhalten gegenüber der Mutter.

Eine Hypothese dazu könnte heißen: »Möglicherweise könnte das vom Vater gelernte aggressive Verhalten gegenüber der Mutter für den Sohn aktuell einen Sinn ergeben.«

Bei der Hypothesenbildung sollten folgende Grundsätze befolgt werden:

- Wir beobachten uns selbst sehr genau in Bezug auf den Nutzen von Schubladendenken. Wir können nicht wissen, was wir meinen, zu wissen.
- Wir bilden zunächst nur Hypothesen darüber, wie ein System mit seiner Geschichte auf uns wirkt.
- Welchen Eindruck macht es? Und was für eine Situation wird geschildert?
- Was für ein Gesamtbild entsteht?
- Welche ersten Ideen bekomme ich als systemische Traumaberaterin über Bedürfnisse, Wünsche, Fähigkeiten, Konflikte, Belastungen, Resilienzen, Stärken und Ambivalenzen?

Wir schauen durch eine ressourcenfokussierende und wachstumsorientierte Brille auf die Klientinnen und ihre Systeme und nehmen ihre Belastung, aber auch ihre Kompetenzen ernst.

Tipp • Hypothesen multifaktoriell öffnend formulieren und einen »guten Grund« annehmen

Wenn Sie Ihre Hypothesen überprüfen, achten Sie auch darauf, ob diese linear-kausal »schließend«, oder multifaktoriell »öffnend« klingen. Auch hier hilft wieder die Konjunktivformulierung.

Die Hypothese »Er trinkt zu viel, weil er seinen Vater vermisst« wäre linear-kausal. Der Grund für das missbräuchliche Verhalten scheint klar belegt und das innere Priming des Beratersystems nimmt einen Umstand an, der in eine Sackgasse zu führen scheint.

Varga von Kibed (2018) hat einmal während einer Seminarveranstaltung, die ich bei ihm besuchte, ein Beispiel genannt, warum linearere Kausalitäten in der logischen Gegenprobe oft wenig sinnvoll erscheinen: Aspirin hilft gegen Kopfschmerzen, also sind Kopfschmerzen logischerweise Aspirinmangel.

Sinnvoller als Ursachenhypothesen sind systemisch gesehen Wechselwirkungshypothesen. Sie versuchen, Sinndynamik innerhalb zirkulärer Wechselwirkungen zu erfassen: Welche »guten Gründe«, z. B. für innere Widerstände, sind anzunehmen? Welche »gute Absicht« könnte in den inneren Reaktionen – oder zumindest in den ursprünglichen Impulsen und Intentionen – verborgen sein?

Ein anhaltender Fokus auf dysfunktionale Zusammenhänge erzeugt zuverlässig eine Sogwirkung, die in der Lage ist, selbst das Beratersystem mit hinunterzuziehen und in ein Gefühl von Auswegs- und Hilflosigkeit zu bringen. Dies gilt auch für Hypothesen, die in diesem Sinne immer auch einer Fokussierung entsprechen.

Wachstumsorientierung. Was neben den notwendigerweise zu würdigenden belastenden Faktoren also auch einen großen Raum in der Beratung einnehmen sollte, sind die Ressourcen und Kompetenzen, die den Klientinnen persönlich oder über ihre Systeme zur Verfügung stehen. In Bezug auf Hypothesen sprechen wir hier von »wachstumsorientierten Hypothesen«, die den Fokus auf die Stärken und inhärenten Möglichkeiten legen. Beides kann wichtig sein, die Aufgabe der Prozessnavigation lautet also, eine gute Balance zu finden. Eine wachstumsorientierte Hypothese für die oben beschriebene Situation wäre z. B.: »Möglicherweise könnte die Mutter sehr gut in der Lage dazu sein, ihrem Sohn ihr Empfinden der aktuellen Situation und ihre Bedürfnisse in der Kommunikation mitzuteilen.« Unsere wachstumsorientierte *Haltung* legt nahe, dem System eine eigene Lösungsfähigkeit zuzutrauen. Der Wirkfaktor Haltung ist für das hypothesengeleitetes Arbeiten an vielen Stellen maßgeblich.

Wichtig

Wenn ich als systemische Beraterin annehme, dass meine Klientinnen ihre Probleme aus eigener Kraft lösen können, ist damit einer der wichtigsten Wirkfaktor der Systemischen Traumaberatung gewährleistet.

3

Unterschied zwischen Arbeitshypothese und Hypothese. Arbeitshypothesen fokussieren im Unterschied zu Hypothesen immer auf das gesamte BKS. Was erscheint hilfreich, aussichtreich, nützlich oder gar notwendig mit Blick auf das Klientensystem, das Beratersystem und das Berater-Klienten-System? Arbeitshypothesen nutzen Beobachtungen aus der Metaposition, wobei Sie als Beraterin Teil des Gesamtbildes des Beratungsprozesses sind. Auch die Arbeitsbeziehung spielt hier eine zentrale Rolle.

Der zweite wichtige Unterschied zwischen Hypothesen und Arbeitshypothesen ist der Fokus auf die Handlungsebene.

- Was scheint die nächste kluge Vorgehensweise im Entwicklungsprozess zu sein?
- Was braucht es mit Blick auf die Teilaspekte des BKS?
- Was scheint naheliegend oder nützlich? Wovon profitiert das BKS und welche Intervention oder Methode könnte helfen, diesen Mehrwert zu erreichen?

Wenn beispielsweise ein Klientensystem instabil erscheint, könnte eine Arbeitshypothese im Hinblick auf vorhandene Stärken und neue Handlungsstrategien infrage kommen.

Beispiel

Arbeitshypothese zur Stabilisierung durch Ressourcenaktivierung
Möglicherweise könnte eine Intervention zur Ressourcenaktivierung der Mutter helfen, sich wieder auf die Stärken ihrer Mutterrolle zu besinnen und sich somit besser auf eine konstruktive Auseinandersetzung mit ihrem Sohn einzulassen.

Arbeitshypothese zur zirkulären Wechselwirkung
Möglicherweise könnte sich die Beziehung zwischen Mutter und Sohn verbessern, wenn die Mutter ihm einerseits vermitteln würde, was sie momentan in Bezug auf den Vater vermisst und andererseits, wie sehr die Abwesenheit der väterlichen Aggressionen sie entspannt und wie dies sich sogar positiv auf die elterliche Beziehung auswirkt.

und

Möglicherweise könnte es den Sohn entlasten, wenn er von der Mutter gefragt würde, was seine größten Befürchtungen mit Blick auf den Familienzusammenhalt sind, solange der Vater in Haft ist und was er glaubt, auf welche Weise er in dieser Phase den familiären Zusammenhalt effektiv unterstützen kann.

Beispiel • Probleme mit dem Familienfrieden: Unterschiedsbildung zwischen Zuschreibungen und Hypothesen

Die Mutter ist mit dem aggressiven Verhalten des Sohnes überfordert.

Hier wird ein Unvermögen der Mutter zugeschrieben und das Verhalten des Sohnes scheint allgegenwärtig. Es entsteht eine linear-kausale Zuschreibung

Die systemischen Hypothesen zu dieser Zuschreibung lauten:

- Möglicherweise (Konjunktiv) stellt der erfolgreiche Umgang mit der Situation momentan eine besondere Herausforderung für beide dar (Sachebene und Zeitkontext eingrenzen und allparteiliche Annahme).
- Möglicherweise meistert die Mutter aktuell viele Herausforderungen (Ressourcenblick).
- Möglicherweise existieren gute Gründe für den Sohn, sich momentan im Kontext Mutter-Sohn-Beziehung verhaltensautonom zu zeigen (Reframing für »aggressiv«, von der Problemsicht zur Lösungssicht).

Arbeitshypothesen zum BKS

- Für Transparenz im Umgang mit Enttäuschungen könnte es hilfreich sein, beide Familienmitglieder zu fragen: »Was fällt dir bzw. Ihnen gerade ganz schön schwer?« oder »Wie reagierst du bzw. reagieren Sie im allerschlimmsten Fall, bei großer Enttäuschung und Wut?«
- Es könnte hilfreich sein, den beiden Familienmitgliedern zirkulär auf Moderationskarten Ressourcenfragen über die jeweils andere Person zu stellen, um eine wohlwollende Perspektivübernahme herzustellen und das System mit Ressourcen aufzuladen.
- Um eine Kontextverflüssigung zu erzielen, könnte es hilfreich sein, eine zirkuläre Perspektive auf andere Menschen, die dem Sohn und der Mutter nahestehen (z. B. den Vater), zu erfragen, was sie möglicherweise glauben könnten, was den Sohn aktuell so sehr auf die Palme bringt.

Umgang mit Hypothesen. Prinzipiell sollte sowohl mit Hypothesen als auch mit Arbeitshypothesen auf eine *leichte* Art umgegangen werden. Sie werden leicht gebildet und dürfen auch leicht wieder verworfen werden, wenn sie nicht anschlussfähig erscheinen.

Es gibt so gut wie nie »die eine richtige Hypothese«. Vor dem Hintergrund multifaktorieller und zirkulärer Zusammenhänge scheint eine einzige Hypothese als Beobachtungsgrundlage ohnehin recht dünn. Wenn Klientinnen und ihre Systeme so weit sind, ihre eigenen Hypothesen zu bilden und dann z. B. ätiologische Faktoren hypothetisiert werden, werden sie zumeist auch nicht mit einer einzigen Hypothese einen befriedigenden Erkenntnisprozess abschießen. Hilfreich ist es, wenn neue Sichtweisen, Erklärungsmuster und Ideen *hinzukommen*. Womit Klientinnen nach der Beratung in innerer Resonanz bleiben, kann sich über die Zeit durchaus wieder von der Gewichtung her verändern.

Systemtheoretische Kriterien für Hypothesen. Auch die Systemtheorie selbst bietet uns nützliche Ideen für Beobachtungsdimensionen und Ideen für aussichtreiche Fokusse bei der Hypothesenbildung. Grundsätzlich nützlich sind vor diesem Hintergrund immer die Erkenntnistheorie des Konstruktivismus und die Mehrpersonenperspektive. Zur Mehrpersonenperspektive sei gesagt, dass Hypothesen und Arbeitshypothesen umso wertvoller werden können, je mehr Menschen aus einem System sie umfassen (zirkuläres Prinzip berücksichtigend).

Systemische Ordnungsprinzipien und Regeln für Hypothesen
Die folgenden Grundbegriffe der Systemtheorie stellen gute Inspirationsquellen für das hypothesengeleitete Arbeiten dar:

Kybernetik
Hypothese: »Etwas wird möglicherweise regelhaft organisiert«
Konkretes Beispiel: Möglicherweise könnte das aggressive Verhalten des Vaters und das harmonisierende Verhalten der Mutter seit langer Zeit so eingespielt sein, dass es zuverlässig wie ein Uhrwerk funktioniert und dadurch immerhin einen Faktor der Verlässlichkeit darstellt.

Homöostase
Hypothese: »Etwas wird vielleicht ausgeglichen«
Konkretes Beispiel: Möglicherweise stellen die extrem erscheinenden Verhaltensweisen von Mutter und Vater eine Option für beide dar, sich emotional in Überforderungssituationen zu regulieren.

Autopoise
Hypothese: »Es könnte darum gehen, dass etwas erhalten werden soll«
Konkretes Beispiel: Möglicherweise hat das Familiensystem die Erfahrung gemacht, dass die Erfüllung der unterschiedlichen Rollenaspekte – scheinen sie von außen betrachtet noch so dysfunktional – »zum System dazugehören« und es könnte möglicherweise eine implizite Sorge entstanden sein, dass die Aufgabe dieser Aspekte ein unkalkulierbares oder gar existenzielles Risiko für die Systemstabilität darstellen könnte.

Emergenz
Hypothese: »Es kommt möglicherweise etwas hinzu«
Konkretes Beispiel: Möglicherweise schlummern die Lösungen für die Beziehungskonflikte längst im System und werden sich zur rechten Zeit im Prozess zeigen.

Kohärenz
Hypothese: »Etwas soll vielleicht (wieder mehr) in Übereinstimmung kommen«
Konkretes Beispiel: Möglicherweise könnte das aggressive Verhalten des Vaters dem Impuls entspringen, das Verhalten der anderen Systemmitglieder insofern zu beeinflussen, als dass sich insgesamt stabilere und verlässlichere familiäre Strukturen etablieren, indem sich alle einem strengen Regelkatalog unterwerfen.

Anregung, Orientierung und Haltung für Arbeitshypothesen

Übersicht • Inspiration für systemische Hypothesen

- **Ressourcen** werden vielleicht im Moment nur zu wenig gesehen.
- **Kompetenzen** sind mit hoher Wahrscheinlichkeit vorhanden und müssen nur wieder erlebbar werden.
- **Wachstum** ist möglicherweise hilfreicher als Stillstand.
- **Lösung** liegt schon verborgen im Problem.

Arbeitshypothesen profitieren von systemisch relevanten Annahmen. Wir nehmen an:

- Es existieren gute Gründe / gute Absichten / versteckte Gewinne für jede Art von Verhalten.
- Die Sichtbarkeit von Mustern ordnet und verschafft Überblick.
- Die verschiedenen Rollen haben ihren Zweck. Unbesetzte Rollen dürfen zumeist nicht leer bleiben.
- Stabilität soll erhalten werden. Es ergibt sich die Frage, was außer den vorhandenen Strategien noch geeignet scheint, um das System zu stabilisieren.
- Die Fragetechnik zur Unterschiedsbildung nutzt verschiedene Kontexte des Systems und verflüssigt starres Problemerleben. Ausnahmen erleben entlastet!
- Die zirkuläre Perspektive ermöglicht ein ganzheitlicheres Verstehen.
- Die transgenerationale Perspektive verdeutlicht die Zusammenhänge von Verhaltensweisen und Eigenschaften mit Blick auf die eigenen Vorfahren.
- Perspektiven zu Möglichkeitskonstruktionen wirken wahre Wunder und öffnen Räume für neue Ideen.

Hypothesen und Prozessorientierung innerhalb einer systemischen Schleife

Die folgenden Schritte zeigen exemplarisch, wie Hypothesen und Arbeitshypothesen fortlaufend im Beratungsprozess genutzt werden können. Dieser Ablauf kann als ständiger Begleitprozess verstanden werden, durch den das hypothesengeleitete Arbeiten dauerhaft in den Beratungsprozess integriert wird (Königswieser & Exner, 2003).

(1) Informationen sammeln und Beobachtungen machen
(2) Hypothesen bilden
(3) Hypothesen direkt als Perspektive oder z. B. Reframing anbieten oder während der Beratung im Hinterkopf behalten
(4) Arbeitshypothesen entwickeln – strategische Stoßrichtungen auswählen
(5) Interventionen vor dem Hintergrund der Arbeitshypothese planen
(6) Intervention setzen
(7) Neue Informationen im System entstehen: »Etwas ist anders.«
    (1) Weitere Informationen sammeln
    (2) Hypothesen bilden

Hypothesen-Evergreens für die Systemische Traumaberatung

An dieser Stelle möchte ich auf eine kleine Auswahl von Arbeitshypothesen hinweisen, die sozusagen »immer gehen«, was natürlich dennoch bedeuten kann, dass sie sich als nicht anschlussfähig für die Klientensysteme herausstellen und dann verworfen werden müssen. Es bleiben eben Hypothesen.

(1) **Stabilität:** Möglicherweise profitiert das Klientensystem von einer größeren erlebten Stabilität im momentan vernachlässigten körperlichen Bereich, um sich im Gesamterleben auch psychisch wieder selbstwirksamer wahrzunehmen.
Beispiel Interventionsidee: Integration von regelmäßigen Übungen zur Stimulation des Nervus Vagus in den Alltag.

(2) **Selbstbeobachtung und Regulationsfähigkeit:** Es könnte sein, dass die Beziehungsfähigkeit sich durch Selbstbeobachtung und Regulationsfähigkeit verbessern lässt und hierdurch Beziehungskonflikte seltener eskalieren.
Beispiel Interventionsidee: BASK-Fragetechnik zur Selbstmentalisierung und zum Entwickeln adaptiver Strategien zur Emotionsregulation (s. Abschn. 5.3.4)

(3) **Vertrauen:** Möglicherweise könnte das BKS noch eine stärkere Basis für eine vertrauensvolle Zusammenarbeit benötigen, damit der notwendige emotionale Tiefgang in den Beratungsgesprächen erreicht werden kann.
Beispiel Interventionsidee: Zur Stärkung des Vertrauens in die Arbeitsbeziehung könnte man mit gezielten Selbstoffenbarungen, proaktiver Transparenz und Rollenklarheit vorgehen. Vielleicht wäre es hilfreich Raum zu geben, die Not der Klientin zu würdigen und wirklich gut zuzuhören, damit diese sich nicht missverstanden, sondern gesehen fühlt.

3.2 Psychoedukation

Symptomatische Zusammenhänge bieten oft die Möglichkeit, Zusammenhänge verstehen zu können und sollten daher mit Erklärungen unterfüttert werden. Hier verlassen wir für einige Zeit die nichtwissende Haltung und machen von einer Expertenperspektive Gebrauch, allerdings nur um unsere Klientinnen schließlich zu den Expertinnen ihrer Problemlagen zu machen.

Psychoedukation im Traumakontext bedeutet auch immer *Normalisierung*, d.h. es werden Erklärungen gesucht, die Klientinnen helfen, zu verstehen, dass es sich bei den meisten Symptomen, um Lösungsversuche oder gar Überlebensstrategien handelt. Die Symptome sind absolut nicht unnormal, sondern erwartbare Reaktionen auf etwas, das Körper und Geist nicht mit den gewohnten Strategien bewältigen können. Zur Psychoedukation nutzen wir die verschiedenen Modelle, am besten in visualisierter Form.

Normale vs. traumatische Erinnerung

Die Grafik (Abb. 3.1) zeigt den groben Unterschied zwischen einer normalen Erinnerung und einer fragmentierten Erinnerung unter traumatischen Bedingungen. Hierdurch kann erklärt werden, wie es zu Triggerreizen auf sehr unterschiedlichen Ebenen der Wahrnehmung kommen kann.

Der Unterschied zwischen einer normalen Erinnerung und einer traumatischen Erinnerung besteht in der Art, wie diese im Gedächtnis gespeichert wurden. Grob gesagt wird die normale Erinnerung auf den verschiedenen Ebenen des Gehirns als zusammenhängendes Ereignis abgespeichert (van der Kolk, 2015). Es bestehen also Verbindungen zwischen dem emotionalen, sinneseindrücklichen (hier auch Körper und Bewegung) und versprachlichten Teil der Erinnerung. Hier ist die Rede von einer gut »integrierten« Erinnerung. Bei traumatischen Erinnerungen könnte es sein, dass der Wächter im Hirnstamm, hier vor allem die Struktur namens Amygdala, bei nicht vorhandener Möglichkeit zu kämpfen oder zu fliehen, den Organismus und auch Teile der Hirnfunktionen, insbesondere der Gedächtnisfunktionen, auf »Erstarrung« schaltet. Eine der Folgen hiervon betrifft die Speicherfunktion für das Erlebte. Es kann jetzt passieren, dass die Eindrücke voneinander getrennt – also unzusammenhängend – abgespeichert werden. Die Folge wäre eine sogenannte »fragmentierte« Erinnerung. Gefühle, Sinneseindrücke und Sprache sind nicht verbunden und oft schlicht für Klientensysteme nicht zugreifbar. Das macht sich z. B. bemerkbar, wenn die Klientinnen ihre traumatischen Erlebnisse völlig emotionslos berichten, oder wenn sie berichten, dass sie unbestimmte Trigger haben, die sie entweder in dissoziative Zustände bringen oder in innerlichen Stress oder beides.

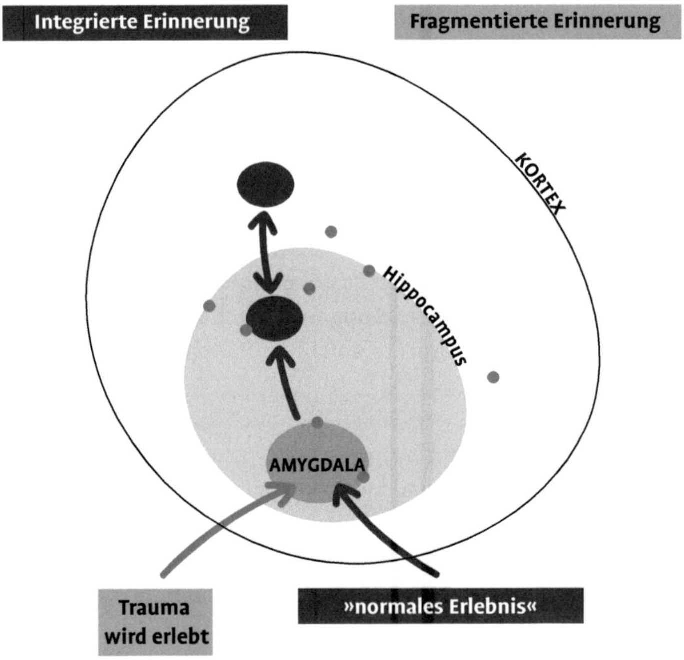

Abbildung 3.1 Gedächtnisleistung: normale vs. traumatische Erinnerung

Dieses Modell ist meiner Erfahrung nach besonders hilfreich, um die Zusammenhänge der sogenannten Trigger besser zu begreifen. Sagen wir, eines dieser Fragmente, z. B. ein Geruch, reaktiviert die Erinnerung, aber eben nur Teile davon, dann kann es sein, dass Klientinnen nur durch den Geruch in ein unangenehmes Körpergefühl kommen. Das autonome Nervensystem reagiert dann z. T. in der gleichen Weise wie während der traumatischen Situation und es kommt z. B. zu Zuständen innerer Taubheit und Lähmung, einer Erstarrung (Freeze). Die Auswirkungen können sehr unterschiedlich sein. Vielleicht gibt es einen Ton als Trigger und das, was ausgelöst wird, ist der visuelle Teil der Erinnerung, also innere Bilder, begleitet von körperlicher Lähmung. Vor der Triggeridentifikation sollte man unbedingt dieses Modell vermitteln. 3

Window of tolerance – »Springen statt Schwingen«

Ein Blick auf die Kernsymptomatik einer Posttraumatischen Belastungsstörung zeigt, dass neben Vermeidungsverhalten, Intrusionen (innerliches Wiedererleben des Traumas) und Zuständen der Über- oder auch Untererregung zumeist auch eine Störung der Fähigkeit zur Emotionsregulation im Raum steht.

Verbesserung der Strategien zur Regulation von Emotionen sind also eine naheliegende Arbeitshypothese. Um Klientinnen diese Arbeitshypothese zu plausibilisieren bzw. an die Akzeptanz der Notwendigkeit zur Veränderung heranzuführen, hat sich das Modell »Window of tolerance« bewährt (Siegel, 2011). Das Modell ist im Übrigen nahe der Polyvagal-Theorie beheimatet (Porges, 2011).

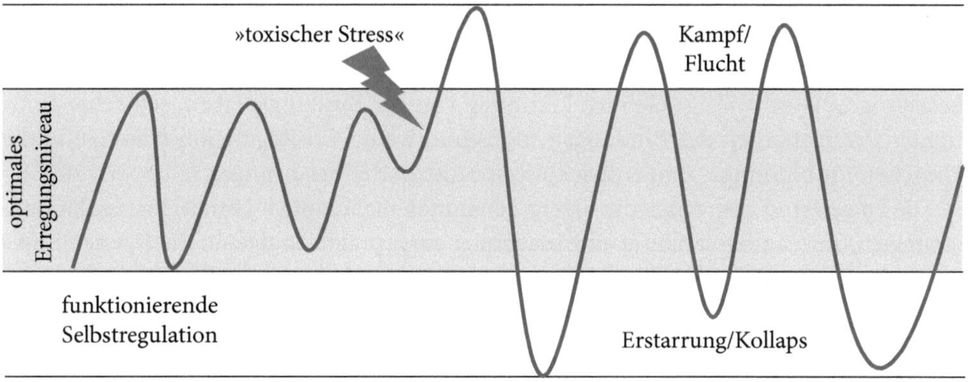

Abbildung 3.2 Window of tolerance

Abbildung 3.2 zeigt links eine gelungene Selbstregulation. Innerhalb des mittleren Fensters befinden sich die emotionalen Ausschläge (geschwungene Linie) nach oben und unten, wobei jedoch die »Grenzen der Toleranz« nicht überschritten werden. Ab der Mitte beginnt die Linie so stark zu steigen, dass sie sich außerhalb des Fensters befindet. Oberhalb des Fensters ist im Sinne unseres zentralen Nervensystems der sympathische Extrembereich verortet. Unterhalb befindet sich der parasympathische Extrembereich, insbesondere der dorsale Vagus spielt hier eine zentrale Rolle. Befinden sich Klientinnen außerhalb ihres Windows of tolerance (WOT), befinden sie sich entweder in einem inneren Kampf- bzw. Fluchtmodus, oder eben im Freeze-Modus, der inneren Erstarrung, dies kann einhergehen mit Depression und ggf. Dissoziation (Charf, 2019). Sowohl eine starke sympathische als auch eine zu starke parasympathische Aktivierung haben Auswirkungen auf alle Lebens- und Erlebensbereiche und können im Alltag als stark einschränkend empfunden werden. Es ist bisher nicht abschließend geklärt, warum manche Menschen sich häufiger im oberen und andere häufiger im unteren Spektrum wiederfinden und wieder andere teils schneller teils langsamer zwischen oben und unten oszillieren. Es kann kein direkter *willentlicher* Einfluss auf die »Richtung der emotionalen Sprünge« angenommen werden, das autonome Nervensystem reagiert eben autonom und bei jedem Menschen individuell unterschiedlich. Eine gelingendere Selbstregulation kann situativ das Springen im WOT verringern und sollte daher unbedingt eingeübt werden. Neben kognitiven Techniken helfen hierbei vor allem körperorientierte Übungen (s. Kap. 4).

Entwicklung. Die Fähigkeit zur Selbstregulation entwickelt sich während der ersten Lebensjahre innerhalb der Bindungsbeziehung zwischen Kind und primärer Bindungsperson. In dieser engen Bindungsbeziehung finden Nähe und Trost statt. Die kindlichen Gefühle und Bedürfnisse sowie die vorsprachliche Not werden von der Bindungsperson gesehen und verstanden. Es handelt sich um eine Art Co-Regulation. Bei Menschen, die in ihrer Kindheit die Möglichkeit hatten, selbstregulative Fähigkeiten zu entwickeln, sind parasympathisches und sympathisches System eher im Gleichgewicht (Schore, 2007). Das Autonome Nervensystem (ANS) lernt in dieser Zeit mit verschieden intensiven Reizen umzugehen, wobei das Toleranzfenster im optimalen Fall immer weiter ausgedehnt wird. Vor dem Hintergrund von Entwicklungstraumata geht die Psychotraumatologie davon aus, dass diese Entwicklung nicht optimal verläuft. Hohe Stressbelastung (z. B. schwierige Geburt, Trennung von der Bindungsperson, schlechte emotionale Erreichbarkeit der Bindungsperson) und wenig Co-Regulation sind häufig die Ursachen für bindungs- und entwicklungstraumatische Erfahrungen (Ruppert, 2005).

Die Folgen sind zum einen die bereits genannten maladaptiven Emotionsregulationsstrategien, zum anderen häufig eine inadäquat ausgeprägte Fähigkeit, die eigenen inneren Abläufe zu reflektieren sowie die mentalen Zustände anderer Menschen richtig zu interpretieren. Hierzu mehr in Abschnitt 5.3 »Mentalisierungsbasiertes Arbeiten im Traumakontext«.

Oft kommen im Erwachsenen- oder Jugendalter noch weitere traumatische Erfahrungen hinzu. Das können ein schwerer Unfall sein, der Verlust eines nahestehenden Menschen oder auch des Arbeitsplatzes, Gewalterfahrungen, Mobbing und vieles mehr. Diese Erfahrungen sind durch das entwicklungstraumatische Geschehen im Vorfeld schwerer zu verarbeiten. Die Resilienzfaktoren sind dann meist nicht gut genug ausgeprägt und die Fähigkeiten zur Kompensation und Integration schwieriger und bedrohlicher Erfahrungen ist stark eingeschränkt. Die Folge im Rahmen der emotionalen Entwicklung ist dann eher ein emotionales Springen innerhalb des WOT. Eine der extremen Formen, im Rahmen von Diagnosen, wäre hierbei das Bild der emotional instabilen Persönlichkeitsstörung des Borderline-Typs.

Fazit

Psychoedukation ist eine wichtige Grundlage für Methodentransparenz. Es geht beim Window of tolerance also neben dem Verstehen der inneren Abläufe und der ätiologischen Hintergründe auch darum, die beraterische Strategie zu plausibilisieren, in diesem Fall die Notwendigkeit zur Verbesserung der Emotionsregulationsfähigkeiten.

Der Grundsatz der Neuroplastizität und die Plausibilität von Ressourcenaktivierung

Das Gehirn lernt *immer*!

In diesem Teil der Psychoedukation geht es zum ersten Mal um ganz konkrete gute Nachrichten. Der Grundsatz der Neuroplastizität besagt, dass Signalwege d. h. synaptische Verbindungen sich verstärken, wenn sie häufig aktiviert werden (Hebb, 1949). Auf neuronaler Ebene bedeutet das, dass sich unter der Bedingung einer posttraumatischen Stresssymptomatik bestimmte Verhaltens- und Erlebensweisen durch schiere Wiederholung verfestigen. Es entstehen quasi neuronale Trauma-Netzwerke, die, je häufiger sie »genutzt werden«, umso größer werden und eben auch leichter auszulösen sind (van der Kolk, 2015). Das klingt für Sie nach einer schlechten Nachricht? Nun, dann drehen wir den Gedanken einfach einmal um. Denn wenn sich diese Art von neuronalen Netzwerken etablieren können, gilt das auch für andere neuronale Netzwerke, nämlich die kompetenz- und ressourcenassoziierten Netzwerke. Gemäß dem Grundsatz der Neuroplastizität werden durch reine Wiederholungen die neuronalen Bahnen verstärkt oder sie schwächen sich bei fehlender Aktivierung über die Zeit wieder ab (van der Kolk, 2015). Das Motto lautet »Use it or lose it«. Diesem Prinzip zufolge ist es also wichtig, alles Erdenkliche dafür zu tun, zum einen zu lernen die traumaassoziierten Netzwerke zu unterbrechen, bevor sie wieder in Gänze (neuronal) feuern, zum anderen aber auch die-

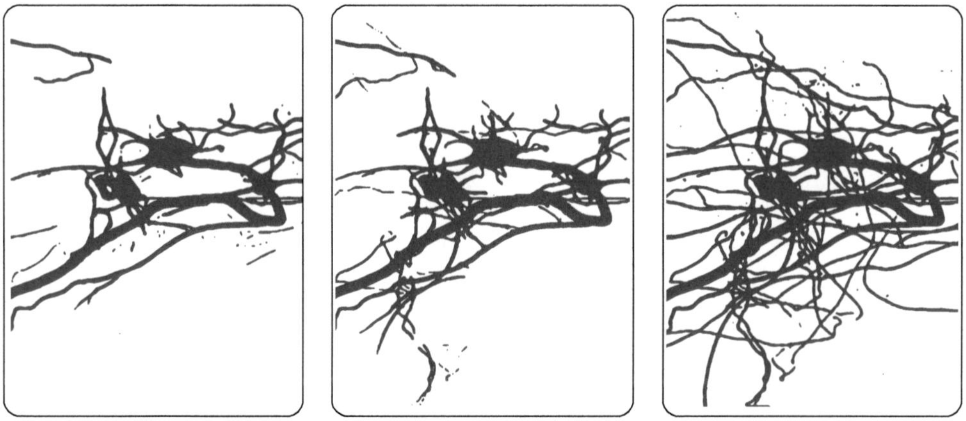

Abbildung 3.3 Neuroplastizität

jenigen Netzwerke zu stärken, die mit Wohlbefinden, Selbstwirksamkeit, Stärke und Stabilität assoziiert sind. Die Plausibilität und Notwendigkeit für ressourcenaktivierende Interventionen auf allen drei Systemebenen (s. Abschn. 4.1) ist hierdurch gegeben.

Von den Seiten der Persönlichkeit zum Konzept des Inneren Teams

Am besten sehr kleinschrittig kann mithilfe von Psychoedukation mit den Klientensystemen ein Konzept über die Wirkmechanismen eigener innerer Persönlichkeitsanteile erarbeitet werden. In Phase V »Systemrelevante Muster erkennen« bildet dieses Verständnis die Grundlage für eine der zentralen Methoden ab, die des Inneren Teams. Um die Edukation visuell zu unterstützen, empfehle ich die Grafiken 3.4 »Trauma-Persönlichkeit« und 3.5 »Innere Bühne« auf einem Flipchart oder Whiteboard nachzuzeichnen.

Traumafolgen finden sich auf verschiedenen Ebenen der Persönlichkeit. Verhalten, Erleben (emotional und körperlich), Denken und Regulationsfähigkeit sind z. T. unterschiedlich stark betroffen. Es scheint so etwas wie »Tagesformen« zu geben. Im Alltag spiegeln sich diese Ebenen vor allem in der zwischenmenschlichen Kommunikation und in der Beziehungsfähigkeit wider. Mal gelingt dies leichter, mal nur sehr eingeschränkt. Welche Erklärungen finden sich für die Unterschiede emotionaler Reaktionsweisen und wie kann darauf mehr Einfluss gewonnen werden?

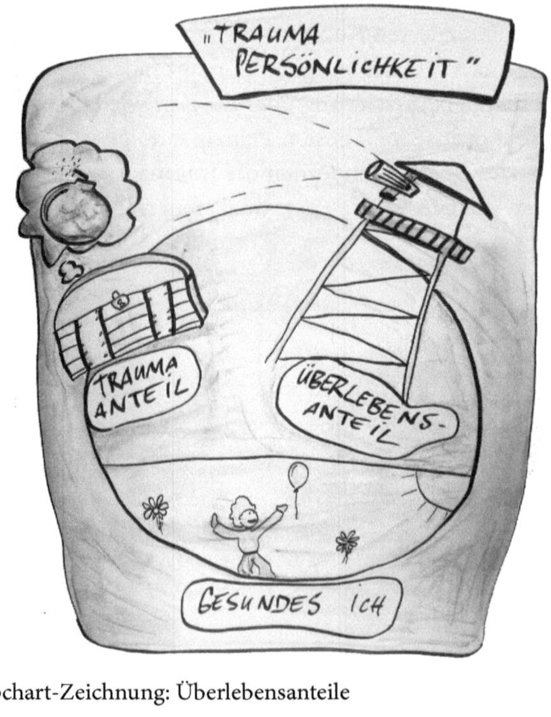

Abbildung 3.4 Flipchart-Zeichnung: Überlebensanteile

Das Ziel dieser psychoedukativen Intervention ist es, den Klientinnen dabei zu helfen, ihre inneren Muster besser zu verstehen und so perspektivisch eine Verbesserung der Selbstregulation, der Kommunikation und der Beziehungen zu ermöglichen.

Überlebensanteile. Das Gehirn hat zwei Hauptfunktionen. Die eine ist Energie für das Gesamtsystem zu sparen und die andere ist das Überleben zu sichern. Erleben Menschen etwas Lebensbedrohliches, ist die Psyche in der Lage sogenannte Überlebensanteile auszubilden. 3

Diese Überlebensanteile haben die Funktion, eine Wiederholung des Schrecklichen in der Zukunft zu vermeiden und den inneren traumatisierten und verletzbaren Selbstanteil zu schützen. An dieser Stelle werden schon die Möglichkeiten für ein systemisches Reframing deutlich. Der oder die Überlebensanteile üben ein Wächteramt aus, sie sind wie Bodyguards oder die ritterliche Leibgarde. Die gesunden Ich-Anteile sind es, die gestärkt werden müssen, damit sie perspektivisch im Alltag den Großteil der inneren Steuerung übernehmen bzw. wieder übernehmen. Kommen traumatisierte Menschen unter Stress, übernehmen die Überlebensanteile die Kontrolle. Im Verhalten könnte sich das z. B. als starke Vermeidung oder zwangsähnliche Wiederholung von (pseudo-)sicherheitsgebendem Kontrollhandeln äußern. Auch in der Kommunikation schießen diese Anteile manchmal über das gut gemeinte Ziel hinaus. Sie vermuten feindliche Gesinnung im Gegenüber, wo keine ist – ohne auf die Idee zu kommen, ihre Interpretation zu hinterfragen. Sie versuchen ihr Gegenüber zu beeinflussen, ja zu steuern, damit keine Gefahr von ihm ausgehen kann. Im Inneren sind sie in der Lage, Gefühle zu verleugnen oder limitierende Glaubenssätze rigide durchzusetzen. Sie übernehmen immer dann das Steuerruder, wenn der Stresspegel steigt, die Neurozeption (s. **INFO** »Neurozeption«) überbordet oder Traumatrigger aktiviert werden. In der Systemischen Traumaberatung könnte sich ein Gespräch mit einem solchen Anteil als problematisch erweisen, da beispielsweise Emotionalität – da diese als gefährlich eingeschätzt wird – verhindert wird und das Gespräch auf diese Weise in einer Art »Als-ob-Modus« stattfindet. Es könnten auch Missverständnisse entstehen, da die Überlebensanteile die Intentionen der Beraterin missinterpretieren und dadurch Stress und Abwehrreaktionen erzeugt werden.

Solche Situationen im Gespräch können dadurch entschärft werden, dass wir als Beraterinnen die Frage stellen, mit welchem Ich (Selbstanteil) wir gerade sprechen. Vorausgesetzt, ein Konzept solcher Persönlichkeitsanteile ist für die Klientensystem anschlussfähig, kann hierdurch die Selbstbeobachtungsfähigkeit, die Reflexionsfähigkeit, die Achtsamkeit und damit die Selbstregulation gestärkt werden. Situativ ist dies natürlich nicht nur für den Beratungskontext, sondern insbesondere auch für die nahen Beziehungen wichtig. Eine erste Metapher könnte die innere Bühne sein, auf der entweder gerade ein Überlebensanteil oder ein gesunder Ich-Anteil die Sprecherinnenrolle innehat.

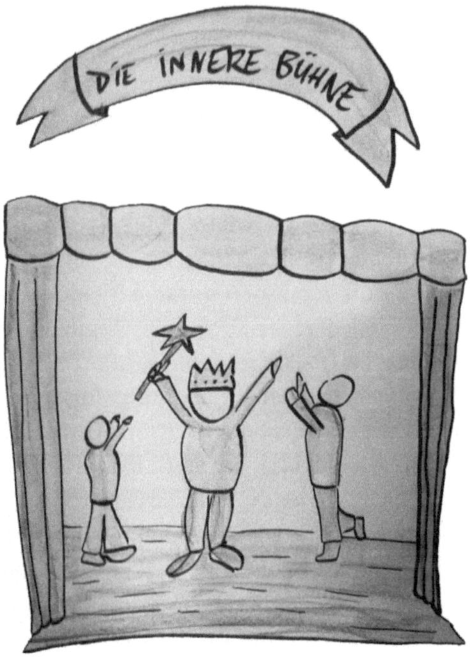

Abbildung 3.5 Flipchart-Zeichnung: Die innere Bühne

Um dieses Konzept noch ausdifferenzierter nutzen zu können, ist es lohnenswert, im späteren Verlauf der Stabilisierung (ab Phase V) den Gedanken des »Inneren Teams« zu integrieren.

Die Polyvagal-Theorie

Die Polyvagaltheorie und Körperorientierung in der STB können als Möglichkeit, »nervlich wieder die richtige Ausfahrt zu nehmen«, gesehen werden. Für die Psychoedukation im Traumakontext ist die Vermittlung der Grundlagen der Polyvagal-Theorie inzwischen State of the Art. Stephen Porges (2011) beobachtete in seinen Studien neue Aspekte unseres autonomen Nervensystems (ANS).

Porges (2011) fand insbesondere etwas über die Relevanz des 10. Hirnnervs – des Vagus-Nervs – heraus, welcher der größte bzw. weitreichendste Hirnnerv des parasympathischen Systems ist. Seine Ausbreitung im Körper lässt den Namen »umherschweifender Nerv« zu. Er unterteilt den Vagus-Nerv in zwei Äste. Der eine ist der vordere Ast, der ventralen Vagus und der andere ist der hintere Ast, der dorsale Vagus. Die beiden Äste des Vagus entspringen benachbarten Arealen des Hirnstamms. Durch die Zweiteilung des Vagus-Nervs werden auch seine grundlegend unterschiedlichen Rollen und Funktionen sichtbar (Trepel, 2004).

Der vordere Vagus-Ast (ventraler Vagus). Hauptsächlich beeinflussen unsere Sinneswahrnehmungen die Reaktionsmuster des Nervus Vagus (sehen, hören, schmecken, riechen, aber auch Rachenbewegungen), daneben spielen auch die Gesichtsmuskulatur und der Bereich des zweiten Halswirbels im Zusammenspiel mit dem ersten Halswirbel eine wichtige Rolle (Rosenberg, 2018).

Der hintere Vagus-Ast (dorsaler Vagus). In unserer Entwicklung von Reptilien zu Säugetieren entwickelte sich das parasympatische Nervensystem als Teil des ANS weiter. Der evolutionsbiologisch deutlich ältere Teil des Nervus Vagus – der dorsale Vagus, sprich der hintere Vagus – hat bereits in unserer frühen Vergangenheit eine überlebenswichtige Funktion gehabt. Das Reaktionsmuster umfasst zum Beispiel eine Reduzierung des Energieverbrauchs und die Aktivierung von schmerzstillenden Mechanismen. Auch wenn es in unserer heutigen Zeit – abgesehen von Gewalt, Krieg und Fluchterfahrungen – zumeist nicht mehr um Überlebensreaktionen geht, ist im Gehirn noch immer das evolutionär gesehen alte Reaktionsschema verankert (Rosenberg, 2018). Es versucht ständig, Anzeichen für Sicherheit oder Gefahr in unserem Alltag zu erkennen, um dann darauf zu reagieren. Vor dem Hintergrund als lebensbedrohlich erlebter Situationen kann es zu einer Überaktivität des dorsalen Vagus kommen (Rosenberg, 2018). Diese geht dann entweder mit einer Überwachsamkeit und Übererregung einher oder mit einem gedrosselten Metabolismus und emotionalen Empfinden. Im nächsten Abschnitt wird erklärt, wie die Reaktionsmuster aufeinander aufbauen.

Reaktionsschemata. In der Polyvagal-Theorie werden dem autonomen Nervensystem drei grundlegende Reaktionsmuster zugeschrieben (Rosenberg, 2018). Diese Reaktionsmuster können sich im täglichen Leben abwechseln. Solange dieser Wechsel immer wieder stattfindet, ist alles in Balance. Bei Gefahr werden die Reaktionsschemata ebenso genutzt wie bei »normalen« Situationen.

(1) **Ventaler Vagus und aktiviertes SES.** Wenn Menschen sich sicher und wohlfühlen, bestimmt das Social-Engagement-System (SES) ihr Verhalten und Erleben. Der ventrale (evolutionsbiologisch jüngere) Ast des Vagus-Nervs ermöglicht uns, dass wir schnell auf unsere Umgebung eingehen und rasch mit anderen Menschen in Beziehung treten können. Stephen Porges (2011) sieht die zentrale Funktion im Aspekt *Sicherheit fühlen*. Dies lässt sich aus meiner Sicht jedoch noch auf den Aspekt der Kohärenz (Sense of Coherence; Antonovsky, 1997) erweitern. Wir fühlen uns in Übereinstimmung mit uns selbst und mit anderen Menschen, im Sinne der Kommunikation, der Beziehungen und des sozialen Gefühls. Vor diesem Hintergrund liegt mir persönlich der Begriff *Kohärenznerv* näher als der populäre Begriff *Selbstheilungsnerv*. Auf Körperebene ist der ventrale Vagus dazu in der Lage, die Herzfrequenz und die Herzvariabilität zu beeinflussen, die hormonelle Stressachse zu unterbrechen und die Gesichtsmuskulatur zu beeinflussen (Rosenberg, 2018). Die Auswirkungen auf die gesamte körperliche und psychische Ebene werden als ausgleichend und entspannend beschrieben.

(2) **Sympathische Reaktion.** Der Wechsel in das nächste Reaktionsmuster geschieht, wenn Menschen sich in einer Situation gestresst oder angespannt fühlen. Der beruhigende Einfluss des Parasympathikus nimmt ab und wird vom Sympathikus abgelöst. Verhalten und Erleben ändern sich, der Puls beschleunigt, der Blutdruck steigt, die Atmung wird flacher und kürzer, der Körper ist immer mehr bereit zu Kampf oder Flucht.

(3) **Dorsaler Vagus.** Steigert sich die Bedrohung oder Herausforderung immer weiter und wird vom ANS als lebensbedrohlich eingeschätzt, beispielsweise bei einem traumatischen Erlebnis, legt der dorsale Vagus als letzter Ausweg alles lahm (Rosenberg, 2018). Dieses reflexartige Muster ist vergleichbar mit einem Totstellreflex oder auch Unterwerfungsreflex. Es geschieht ein ganzkörperliches Erstarren und Betäubtwerden, bis hin zur Ohnmacht.

Info • Vagus-Nerv

Der vordere Ast des Nervus Vagus ist nach oben Richtung Kopf ausgerichtet und der hintere vom Kopf aus nach unten Richtung Körper. Anhand der beobachteten Ausrichtungen der Äste lässt sich bereits gut erkennen, dass Entspannung weitaus eher im Körper ausgelöst wird als im Kopf, während Stressreaktionen zumeist vom Kopf bzw. Gehirn ausgehen und von dort in den Körper gelangen (Rosenberg, 2018).

Chronifizierung von Traumafolgesymptomen. Es ergeben sich für den Traumakontext folgende Probleme: Wenn Klientinnen beispielsweise ein einmaliges, aber schweres körperliches Trauma erfahren haben, wird dieses im Gesamtsystem von Körper und Geist in den relevanten Bereichen abgespeichert.

Psychisches System. Auf psychischer Ebene können Erinnerungen an das Trauma immer wieder unwillkürlich auftauchen (Intrusionen), damit die gefährliche Situation bloß nicht so schnell wieder »vergessen« wird. Durch die Angstgefühle, die solche Intrusionen begleiten, entsteht ein typisches Muster – die Angst vor der Angst. Im Zusammenspiel mit der faktisch gefährlichen Auslösesituation entstehen eine Übererregung und Überwachheit (Hyperarousal und Hypervigilanz), die auf mittel- und langfristige Sicht wiederum dem biologischen System zu viel abverlangen (Hapke et al., 2013).

Wichtig

Traumafolgesymptome sind nicht immer mit einer erhöhten Aktivierung assoziiert, sondern können sich auch in Form von Untererregung (Hypoarousal) äußern, womit sich das Nervensystem quasi noch stärker dorsal aktiv zeigen würde – was dann eher einem »Freeze« gleicht und damit im Erleben dem depressiven Spektrum näher wäre als dem Angst-Spektrum (Porges, 2011).

Biologisches System. Es könnte auch sein, dass durch die traumatische Erfahrung das Zutrauen in die körperliche Fähigkeit, angemessen zu reagieren, nachlässt und das Klientensystem deutlich vorsichtiger in seinen Bewegungen wird. Es entstehen Trigger, z. B. laute Geräusche oder Gerüche können dann für innere Bilder oder extreme körperliche Reaktionen verantwortlich werden. Diese Trigger aktivieren je nach Art und Intensität den Sympathikus (Kampf/Flucht) oder den Parasymphatikus, was mit dem Gefühl innerer Lähmung und Taubheit (Freeze) eingehgehen kann.

Soziales System. Es könnte sein, dass sich beim Klientensystem ein Vermeidungsverhalten etabliert, nach dem Motto: »Ich gehe nicht mehr vor die Tür, also bin ich sicher.« Dies kann zu einem Mangel an (sozialen) Aktivitäten bis hin zur sozialen Isolation führen. In aller Regel werden wichtige, vorher oft vorhandene soziale Ressourcen nicht mehr wie gewohnt nutzbar sein. Daraufhin wird sich das Klientensystem auch in sozialen Kontexten immer unwohler fühlen und schlussendlich auch immer unzufriedener mit sich selbst sein (Was stimmt nicht mit mir?), was ebenfalls destabilisierend wirkt. Hinzu kommen häufig Scham- und Schuldgefühle, die den sozialen Rückzug weiter verstärken, als auch der nachteilige Lerneffekt für das Gehirn: »In der Vermeidung werde ich überleben.«

Zirkuläre Wechselwirkung zwischen den drei Systemebenen. Durch die Intrusionen, dem potenziell damit einhergehenden Schlafmangel, Gefühlen von körperlicher Unzulänglichkeit, die ungewohnte Lebenssituation, ausgelöst durch das Vermeidungsverhalten, begleitet von Verzicht auf soziale Beziehungen und zusätzlicher wachsender Selbstwertproblematik, findet eine weitreichende Destabilisierung auf allen wichtigen Ebenen statt. Durch die Übererregung, die durch überbordende Neurozeption (s. **INFO** »Neurozeption«) aufrechterhalten wird, benötigt der Körper ständig wichtige chemische Ressourcen, die normalerweise keinesfalls alltäglich in diesen Mengen und dieser Häufigkeit verbraucht werden. Hierzu zählen z. B. Stresshormone wie Noradrenalin und Cortisol, sowie körpereigene Opioide (Gruber & Koler, 2022). Diese stellen wiederum aufgrund ihres »Herstellungspreises« und auch ihrer körperlichen Wirkungen (Cortisol z. B. wirkt auf Dauer ungünstig auf das Herz-Kreislauf-System) einen starken destabilisierenden Aspekt dar. Betrachten wir diese Wechselwirkungen genauer, entsteht das Bild eines Teufelskreislaufs bzw. ein Spiel von Wechselwirkungen, die eine Stabilisierung verhindern. Der Körper reagiert mit seinen altgedienten Schutzmaßnahmen. In der Folge jedoch schießt er deutlich über das Ziel hinaus, wobei sich die Auswirkungen wie oben beschrieben nun gegenseitig verstärken und sogar chronifizieren können.

Betrachten wir genauer, vor welchem möglichen lebensweltlichen Hintergrund so ein einmalig erlebtes, schweres Trauma geschehen kann, wird deutlich, dass hier massive Unterschiede in Bezug auf Resilienzfaktoren und Risikofaktoren möglich sind. Das Vorhandensein eben dieser Resilienzfaktoren spielt nun eine wichtige Rolle.

- Kann ich anderen vertrauen?
- Habe ich gelernt, dass ich mich grundsätzlich auf andere und auf wichtige Beziehungen verlassen kann?
- Bin ich aktuell sozial und ökonomisch sicher aufgestellt?
- Sind mein Zutrauen und Vertrauen in mich selbst als Mensch und ist meine Handlungsfähigkeit angemessen hoch?
- Habe ich Ressourcen, die mir guttun?
- Habe ich adaptive Emotionsregulation gelernt oder bin ich offen dafür, mir solche Strategien anzueignen?
- Habe ich gelernt, mich über meinen Körper zu regulieren?

Je häufiger die Fragen mit »Nein« beantwortet werden, desto schwieriger wird es, auf den drei Systemebenen wieder von dem traumatischen Ereignis zu genesen.

Chance für den Trauma-Kontext. Die Polyvagal-Theorie kann im Rahmen der Psychoedukation die Antwort für das »Warum?« von Verhaltens- und Erlebensweisen bieten. Vor dem Know-how (z. B. Skills zur Regulation) steht erst einmal das Know-why (Wissen um das Warum). Der Fakt, dass Wahrnehmungen und Handlungen geschehen, ohne dass der Verstand ihnen einen Sinn zuschreibt oder gar steuert, hilft, sich zu entlasten. Klientensysteme sind also nicht selbst schuld an ihrem Verhalten bzw. Erleben. Es geht im Grunde um erwartbare Reaktionsmuster, die nun, da sie sich verselbstständigt haben, notwendigerweise durch Interventionen zur Musterunterbrechung wieder verändert werden müssen, um zu einem normaleren Status quo zurückkehren zu können.

Vor dem Hintergrund der Polyvagal-Theorie entsteht eine große Chance für die Systemische Traumaberatung und zwar in der konkreten Einflussnahme auf den ventralen Vagus.

Zwei Wege eröffnen sich an dieser Stelle:

(1) Kognitive Interventionen, die lebensweltliche Zusammenhänge, wie Beziehungen, Ressourcennutzung, Selbstmanagement, adaptive Emotionsregulationsstrategien, sowie persönliche Entwicklung fokussieren
   - Durch eine Lebensführung, die einer andauernden Nutzung sympathischer Leistung zumindest nicht ständig bedarf, bleibt mehr Raum für Phasen der Entspannung und der sozialen Interaktion und des damit einhergehenden »sich verbunden Fühlens«.

(2) Interventionen, die ganz konkret den ventralen Vagus ansprechen, vornehmlich über körperorientierte Übungen (s. **AB** »Übungen zur Stimulation des Nervus Vagus«)
   - Durch aktive Stimulation des ventralen Vagus können gezielt die, für die Entspannung so wichtigen, vegetativen, sozialen und kommunikativen neuronalen Netzwerke getriggert werden (Porges, 2011). Gemäß dem Grundsatz der Neuroplastizität kann dies durch häufiges Üben dazu führen, dass diese ressourcenvollen Netzwerke größer werden, »neuronal dichter«, sich stabilisieren und vor allem leichter abrufbar sind und somit weitreichend in den Alltag integriert werden können.

Zirkuläre Wechselwirkungen. Der systemische Ansatz betont die Zirkularität. Soziale und psychische Aspekte stehen miteinander in Wechselbeziehungen. Besonders gut lässt sich dies an unserem Kommunikationsverhalten beobachten. Systemische Beratung macht es sich zur Aufgabe, hierbei eine verbesserte Beobachtungsfähigkeit herzustellen, damit Klientinnen in die Lage versetzt werden, ihre eigenen Muster und Problemerhaltungsstrategien zu erkennen und aufzubrechen.

»Muster« zirkulärer Wechselwirkungen könnten sich auch vor dem Hintergrund der Polyvagal-Theorie entdecken lassen. Porges (2011) hat beschrieben, dass unser neurales Netzwerk grundsätzlich in zwei Richtungen leitet. Es leitet Signale efferent, d. h. abwärtsgerichtet vom Hirn in den restlichen Organismus, hierbei vor allem in Richtung der lebenswichtigen Organe wie Herz, Lunge, Darm usw. Von diesen Organen aus kommen wiederum eine Vielzahl von Signalen zurück ins Gehirn, sie sind richtungsmäßig afferent, also »aufwärts« bzw. auf das Zentralnervensystem zuführend. Wichtig zu wissen ist, dass der bedeutend größere Teil der Signale von afferenten Neuronen übermittelt wird. Man geht von etwa 80 % hirnbringenden und nur 20 % von hirnabwärts geleiteten Signalen aus (Gorny et al., 2010). Wir haben es also eher mit einem somatopsychischen als einem psychosomatischen Verhältnis zu tun. Hieraus ergibt sich für die Systemische Traumaberatung die Notwendigkeit, die biologische Systemebene (s. Abschn. 4.1) einzubeziehen. Selbst wenn wir es schaffen würden, Klientinnen zu befähigen, ihre Kognitionen und Emotionen zu 100 % zu beeinflussen, wären damit nach dieser Rechnung trotzdem nur 20 % des Potenzials erreicht. Körperorientierte Übungen, Ernährung, Bewegung und alles, was der körperlichen Entspannung dient, ist also von großem Interesse und für verstetigte positive Veränderungen unverzichtbar. Die Wahrscheinlichkeit für eine Veränderung – eine Verbesserung – des Zustandes von Klientensystemen hängt maßgeblich mit der Kombination von Interventionen auf verschiedenen Ebenen zusammen:

- **Körperliche bzw. biologische Ebene:** Bewegung, Ernährung, Skills bzw. Möglichkeiten, den ventralen Vagus gezielt zu stimulieren
- **Kognitive bzw. psychische Ebene:** Akzeptanz, Motivation, Skills, Bedürfnisorientierung, Mindset
- **Soziale Ebene**: aktivierte Netzwerke, gute Beziehungsfähigkeit – und Erfahrungen, Bedürfnisorientierung

Neurozeption. Die Neurozeption ist als Teilkonzept der Polyvagal-Theorie mit weitreichenden Auswirkungen für den Traumakontext zu verstehen. Weitere Hintergrundinformationen zur Neurozeption finden Sie auf dem gleichnamigen Info-Blatt (**INFO**), welches auch den Klientinnen zur Verfügung gestellt werden kann.

Anschlussfähigkeit der edukativen Inhalte

Es ist sinnvoll herauszufinden, ob oder wie weit die gelieferten Erklärungsmodelle nachvollziehbar und anschlussfähig für die Klientinnen sind. Hierzu eignen sich folgende Fragen:

- Was haben Sie verstanden?
- Was ist Ihnen wichtig?
- Womit gehen Sie in Resonanz?
- Wie fühlt es sich an, wenn Sie auf diese Weise auf Ihr Verhalten, Gehirn oder Gedächtnis schauen?
- Was war daran vielleicht schon hilfreich?
- Woran werden Sie sich wahrscheinlich in nächster Zeit erinnern? (In welcher Situation? Und was wird dann anders sein?)
- Mit dem neuen Wissen um die Zusammenhänge, was ist nun für Sie anders?
- Was ist noch wichtig zu wissen?

In der Psychoedukation wie auch der Auftragsklärung wird vermittelt, dass die STB eben nicht vorsieht, ganz gezielt über die belastenden Erfahrungen zu sprechen, sondern, dass dies als ein Aspekt der psychotherapeutischen Behandlung angesehen wird – die aber in sehr vielen Fällen durch die STB obsolet werden kann (Lehmann, 2022). Die sogenannte Heilung störungsspezifischer Zusammenhänge bleibt Therapeutinnen und Medizinerinnen vorbehalten.

Ziel der Psychoedukation ist, die Compliance und das informierte Einverständnis der Klientinnen für die Arbeitsweise der STB und den entsprechenden methodischen Angeboten zu erreichen.

Übung • GeHeim Tipp: Paradoxe Intervention nach der Psychoedukation

Hausaufgabe nach der Psychoedukation:

»Mit Ihrem neuen Wissen gehen Sie nun nach Hause. Ihre Aufgabe bis zum nächsten Termin lautet vorerst, alles ganz genau so zu lassen, wie es ist und nur zu beobachten, was genau geschieht.«

In der Folgesitzung kann gefragt werden, was beobachtet wurde.

4 Phase IV: Stabilisierung und Selbstwirksamkeit

Wenn die Klientinnen beginnen, sich als selbstwirksam zu erleben, bekommen sie neues Zutrauen in die Veränderbarkeit von schwierigen Situationen. Zuversicht statt Tunnelblick wird so erst ermöglicht. In diesem Kapitel stelle ich Ihnen eine breite Auswahl an Methoden vor, die geeignet sind, Selbstwirksamkeit und Selbstüberzeugungen zu verbessern und den Zugang zu den eigenen Ressourcen und Kompetenzen (zurück) zu erlangen. Die Methoden machen die verschiedenen traumarelevanten Ebenen zugänglich und ermöglichen dadurch eine Verbesserung der Symptomatik und eine Stabilisierung des Systems.

Hinweis

Mit *systemisch* ist hierbei nicht nur das »typische« Methodenrepertoire der Systemischen Therapie gemeint, welches im Schwerpunkt (soziale) Beziehungen fokussiert, sondern der Fokus liegt in diesem Kapitel auf allen drei (System-)Ebenen des biopsychosozialen Modells (Engel, 1977). Sprich: Das biologische System mit seinen Körper- und Gesundheitsaspekten, das psychische System mit seinen innerpsychischen und emotionalen Dynamiken und das soziale System mit unseren wichtigen Beziehungen und Netzwerken werden in der Systemischen Traumaberatung mit einbezogen.

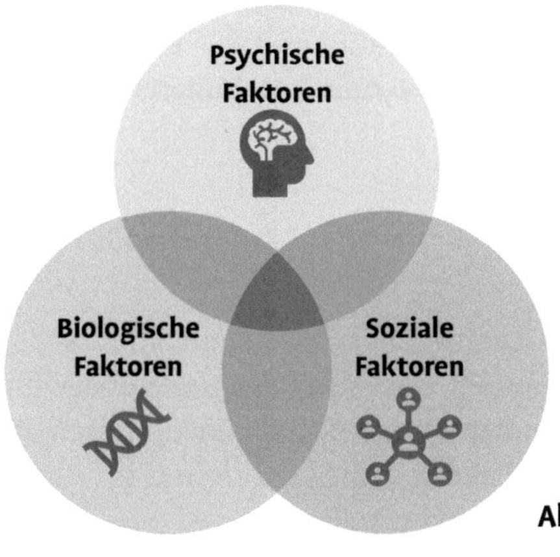

Abbildung 4.1 Biopsychosoziales Modell

Verfahrensübergreifendes Arbeiten in der Traumaberatung
Es ist an der Zeit, sich verfahrensseitig zu öffnen und den Blick zu weiten. Nur wenn in beraterischen, pädagogischen und therapeutischen Kontexten alle Systemebenen einbezogen werden, kann auch den Menschen geholfen werden, die mit eher eingleisigen Herangehensweisen keine nachhaltigen Verbesserungen für sich erreichen. Als Mensch existieren wir auf allen drei Ebenen. Anzunehmen, es wäre ausreichend, nur auf einer dieser Ebenen Verbesserungen zu generieren, wäre wenig systemisch. Daher möchte ich dafür werben, zum einen den Klientinnen zu vermitteln, wie wichtig es ist, alle drei Systemebenen in den Veränderungsprozess einzubeziehen, um schädliche Muster wirklich nachhaltig zu unterbrechen. Zum anderen sollten Sie auch direkt Interventionen anbieten, die Auseinandersetzung und Vertiefung ermöglichen und Erfahrung und Übung im Alltag auf allen Ebenen integrieren. Das bedeutet, das Methodenrepertoire auch um Ansätze zu erweitern, die in der eigenen Ausbildung ausgeklammert wurden. Als Dozent für Systemische Therapie und Beratung und Systemische Traumaberatung ist mir sehr bewusst, dass in der klassischen Ausbildung körperorientierte oder achtsamkeitsbasierte Methoden eher selten auftauch(t)en und später in der Praxis oft vermisst werden. Umgekehrt kenne ich viele eher körperorientiert arbeitende Menschen, die versuchen, sich einen Reim darauf zu machen, wie die Erfolge, die auf Körperebene erreicht wurden, auch kognitiv und lebensweltlich gut integriert werden können. Es braucht eine neue Art von Bewusstsein über diese Zusammenhänge. Dieser Weg muss von professionellen Helferinnen geebnet werden. Dazu gehört zuerst, sich selbst für unterschiedliche Ansätze zu öffnen, getreu dem Motto: »Wer heilt, hat recht«. Darüber hinaus müssen auch die Klientinnen nach und nach dafür sensibilisiert werden, dass es »nur« mit Gesprächen oder »nur« mit Körperübungen nicht getan ist. Langfristige Integration von verbesserter Lebensqualität braucht weitreichende und übergreifende Veränderungen.

Biopsychosoziales Modell
Im Folgenden finden Sie eine Auswahl von Methoden, die die drei Systemebenen des Biopsychosozialen Modells berücksichtigen (Argelander, 1970; Retzer, 1996). Es wird schnell deutlich, dass einige dieser Methoden ohnehin gleich mehrere der drei Systemebenen fokussieren, wie beispielsweise die Ressourcenaktivierung. Für jede Ebene werden verschiedene kleinere und größere Interventionen zur Verfügung gestellt, die Sie Ihren Klientensystemen aufeinander aufbauend oder kombinierend anbieten können.

4.1 Biologisches System

Körperliche Stabilisierung

Ernährung und Supplementation. Im Rahmen der Psychoedukation sollte bereits vermittelt worden sein, dass das Risiko besteht, dass sich bestimmte unerwünschte Bewältigungsstrategien im Verlauf von besonders stressreichen Lebensphasen etablieren können. Ernährung ist hier ein wichtiger Faktor, den es sich lohnt, im Blick zu behalten. Extremer Stress kann dazu führen, dass unkontrolliert zu viel oder zu wenig gegessen wird. Sowohl Übergewicht als auch Untergewicht bedeuten zusätzlichen Stress für den Organismus und damit weitere Destabilisierung, was unbedingt vermieden werden sollte. Über die Ernährung lassen sich jedoch weitere Aspekte gezielt beeinflussen, die einen Stabilisierungsprozess unterstützen können (Singh, 2016). Eine ökotrophologische Empfehlung lautet, besonders auf ausreichende Zufuhr von langen Fettketten (z. B. Omega 3 in Nüssen) zu achten, sie sollen emotional regulierend wirken (Fido et al., 2020).

Zink stabilisiert das Immunsystem, indem es die Fresszellen versorgt. Ausreichende Zinkvorräte im Körper signalisieren dem Gehirn, das alles in Ordnung ist – im Sinne der Immunabwehr (Barnett et al., 2016). Dasselbe gilt auch für die Magnesiumvorräte im Körper (Wienecke & Nolden, 2016).

Es spricht auch vieles für die Einnahme von Probiotika (Valles-Colomer et al., 2019). Ist die Darmflora gesund, kann der Körper ebenfalls sehr gute Immunantworten bereithalten, was wiederum dem Gehirn als Zustand körperlicher Sicherheit signalisiert wird.

Auch andere Nahrungsergänzungsmittel scheinen aussichtsreich, um das Wohlbefinden und damit die innere Stabilität zu fördern. Hier seien vor allem zwei Aminosäuren genannt, die in der Vergangenheit einen guten Ruf erlangt haben:

- 5 HTP (akute Anwendung)
- L-Tryptophan (Langzeitanwendung)

Beide Aminosäuren beeinflussen die Produktion von Serotonin im Gehirn, da sie wie Vorstufen dieses Botenstoffes fungieren und einen ausgeglichenen oder bei Bedarf sogar erhöhten Serotoninspiegel ermöglichen (Birdsall, 1998).

Wichtig

Achtung: Bitte keine gleichzeitige Einnahme von 5 HTP oder L-Tryptophan mit selektiven Serotonin-Wiederaufnahme-Hemmern (SSRIs) (Medikamente, die zur Behandlung von Depressionen eingesetzt werden), da der Serotoninhaushalt gefährlich durcheinanderkommen kann.

Grundsätzlich gilt auch hier wieder eine Art individueller Forschungsarbeit. Nicht alle Stoffe passen zu jedem Menschen, aber wenn erst mal etwas gefunden ist, was hilft, ist es meist eine Wohltat. Helfen Sie den Klientinnen bei der Suche und beim Reflektieren, was nützlich erscheint. Ob es schließlich eher Aminosäuren, Johanniskraut, GABA, Baldrian, CBD-Öl oder noch etwas ganz anderes sein wird, kann sich nur im Selbstversuch zeigen.

Übermäßiges Essen und Abhängigkeit. Zu viel Essen, Alkohol, Drogen und auch Zigaretten setzen dem Körper zu. Es entsteht zusätzlicher Stress durch Entgiftungsvorgänge (Virtanen et al., 2015; Weyrauch-Wiegand, 2014), die sehr viel Energie kosten. Es geht manchmal nicht darum, irgendetwas zusätzlich einzunehmen, sondern eher um die Frage, was wegelassen oder reduziert werden kann. Helfen Sie Ihren Klientinnen an dieser Stelle, genau und wirklich ehrlich zu reflektieren. Die Vorstellung, etwas verändern zu müssen, ist meist angstbesetzt und Veränderungen können schwerlich erzwungen werden. Bleiben Sie in der systemischen Haltung der Neutralität und begeben Sie sich mit den Klientinnen auf die Suche nach dem »guten Grund« für ungesundes Verhalten. Im ersten Schritt ist oft eine Herangehensweise der Nichtveränderung und gezielten Selbstbeobachtung hilfreich. Erst in Schritt 2 kann über alternative Strategien nachgedacht werden. Bei stark ausgeprägten Süchten sollte unbedingt eine stationäre Entgiftung mit anschließender ambulanter oder ggf. stationärer Weiterbehandlung erfolgen. Viele Therapie-Kliniken in Deutschland sind auch auf Traumabehandlung oder sogenannte Doppeldiagnosen ausgerichtet.

Körperpflege. Klientinnen haben die Aufgabe, bewusst in sich zu investieren. Hierzu zählt auch die Körperpflege.

Kalte Duschen (etwa 30 Sekunden täglich über mehrere Wochen oder dauerhaft) steigern die Ausschüttung von Beta-Endorphinen und Noradrenalin. Studienergebnisse deuten darauf hin, dass dies vor depressiven Verstimmungen schützen könnte (Shevchuk, 2008).

Regelmäßige Hygiene ist gut, ein optimal ausgearbeitetes Wellnessprogramm in den eigenen vier Wänden hat noch eine ganz andere Qualität. Anregungen können sein: langes Baden zum Beispiel mit Lavendelöl oder basischen Zugaben oder auch ausgiebiges Duschen mit der Lieblingsmusik und danach eine Teezeremonie mit Kerzen und Bademantel. Auch Selbst-Massagen mit Peelings oder Ölen – die vielleicht vorher selbst hergestellt werden – können zur körperlichen Stabilisierung beitragen. Alles was guttut, ist eine Bereicherung und unterstützt die Stabilisierung.

Sport. Herauszufinden, welche Art von Bewegungen zu einem passt, ist zu Beginn eine regelrechte Forschungsarbeit. Aufgrund der Annahme einer Erhöhung der Neuroplastizität und verbesserter motorischer Achtsamkeit scheinen die folgenden Bewegungsarten sehr empfehlenswert:

- Tai Chi (Tsai et al., 2018)
- Qigong
- Yoga
- Schwimmen
- Laufen, Walking
- Kajak- oder Kanufahren

Die konkrete Bedeutung von Sport in der Behandlung der Posttraumatischen Belastungsstörung wird aktuell in einer Studie »Sport bei PTBS« der Charité Berlin erforscht. Darüber hinaus kann im Grunde jede Sportart empfohlen werden, die dazu geeignet ist, das Gefühl der Selbstwirksamkeit zu erhöhen.

Hierzu zählen insbesondere:

- Kampfkünste
- Klettern
- Kraftsport
- Ausdauersportarten

Wie bereits erwähnt, sind es nur Empfehlungen. Es kommt darauf an, dass Klientinnen überhaupt eine Art der Bewegung für sich finden, die sie auch wirklich regelmäßig verfolgen werden. 45 Minuten Bewegung in Form von täglichen Spaziergängen sind nicht nichts, sondern ein guter Anfang! Was man mit Sicherheit sagen kann, ist, dass gezielte Bewegung, um den Körper wieder aufzubauen, jeden beraterischen oder auch therapeutischen Prozess nachhaltig unterstützt.

Traumatisches Erleben setzt sich im Körper fest. Dieses Bild ließe sich in bestimmten Bereichen bis auf die zelluläre Ebene herunterbrechen. Auch körpertherapeutische Verfahren sind dazu geeignet, die anstehenden Stabilisierungsprozesse zu unterstützen.

Massagen. Professionelle Spas oder medizinische Massagen helfen dem Körper, zu entspannen. Außerdem hält diese Erfahrung einen Lerneffekt bereit, nämlich dass der Körper sich entspannen darf und kann, selbst wenn die Situation ungewohnt oder wenig steuerbar erscheint. Körper- bzw. Hautkontakt kann erfahren werden und unbewusst wird gelernt, dass die Berührungen durch einen anderen Menschen nicht gefährlich sind. Die unangemessene Neurozeption in körperlich nahen Situationen fährt herunter und perspektivisch werden vielleicht sogar intime Berührungen (wieder) denkbar. Wiederholte Anwendungen sowie die Suche nach einer Lieblingsmassage sind hier die Empfehlungen.

Übung • Bauchatmung gegen emotionalen Stress

Die Bauchatmung fließt in den Bauch hinein. Die meisten Menschen atmen unbewusst nicht tief genug. Im Traumakontext wird die Bauchpartie oder gar der ganze Oberkörper oft dauerhaft unter muskulärer Spannung gehalten. Die flache Atmung wird dabei schnell zur Gewohnheit und es wird mehr in die Brust statt in den Bauch geatmet. Hierbei hilft es, die natürliche (Bauch-)Atmung ab und zu bewusst zu üben. Diese einfachen Atemübungen tragen zur Entspannung und Beruhigung in Stresssituationen bei.

- Legen Sie eine Hand auf Ihren Bauch.
- Atmen Sie tief durch die Nase ein.
- Spüren Sie bewusst, wie sich Ihr Bauch beim Einatmen ausdehnt und fühlen Sie, wie sich Ihre Hand mit der Bauchdecke hebt.
- Beim Ausatmen senkt sich die Hand auf der Bauchdecke und der Bauch zieht sich wieder etwas zusammen.

Erweiterung der Bauchatmung 4-6-8

- Setzen Sie oder legen Sie sich entspannt hin und legen Sie eine Hand auf Ihren Bauch.
- Atmen Sie durch die Nase ein und zählen Sie hierbei bis vier.
- Spüren Sie wie die Atmung Ihren Bauch erreicht.
- Halten Sie die Luft an und zählen bis sechs.
- Atmen Sie durch den Mund aus und zählen dabei bis acht.

Die Übung sollte 5- bis 10-mal wiederholt werden. Der Atem wird ruhig und gleichmäßig. Durch langsameres Atmen wird grundsätzlich der Blutdruck gesenkt, der Puls verlangsamt und Körper und Psyche regenerieren sich.

Kurzvariante der Bauchatmung – die einfachste Atemtechnik der Welt
Richten Sie sich von der Lendenwirbelsäule bis zu den Halswirbeln auf. Atmen Sie bis in den Bauch. Beim Einatmen sollten Sie ein Heben der Bauchdecke spüren. Achten Sie darauf, dass Sie sich beim Ausatmen immer etwas mehr Zeit nehmen als beim Einatmen. Atmen Sie auf diese Weise drei Minuten. Spüren Sie, wie Sie sich beruhigen.

Beispiel • Exemplarischer Stabilisierungs- und Wochenplan

Eine Klientin hat sich mit Hingabe und Geduld einen individuell auf sie zugeschnittenen Plan erarbeitet, mit dem sie gezielt auf mehreren Ebenen die Stabilisierung ihres Gesamtsystems erreichen konnte. Nach weniger als einem Jahr hatte sich ihr Skalenwert zu Lebenszufriedenheit von 2 (schlecht) auf 8 (gut) verbessert und für sie war immer noch eine Tendenz nach oben erkennbar.

Montag	Dienstag	Mittwoch	Donnerstag	Freitag	Samstag	Sonntag
morgendliche Teezeremonie mit Detox- oder Basen-Tees (TZ)	TZ	TZ	TZ	TZ	TZ	Brunch nach Mögl. mit Freundinnen
Imaginationsübung (IÜ) zum Tee	Qigong (QG) Übungen zu Hause	IÜ	QG	IÜ	IÜ	IÜ
Büro	Büro	Büro	Büro	Home-Office	Haushalt und Einkäufe	Balkon pflegen
kochen		essen gehen	Termin STB		kochen	
	Verabreden oder Buch lesen	Fahrrad nutzen	kochen	Fahrrad nutzen	Spaziergang i.d. Nähe 1 Std.	Spaziergang oder Radtour i.d. Natur 1,5 Stdn.
		Qigong Trainingsgruppe		Qigong Trainingsgruppe	Wochenliste mit kleinen Erfolgen	Wellness zu Hause
Übungen zur Vagus Stimulation, eine pro Hirnnerv (ÜV)	ÜV	ÜV	ÜV	ÜV	ÜV	ÜV

Ernährung

- zwei Wochen pro Halbjahr Probiotika Kur
- Omega-3 Fette tägl.
- Magnesium 400 mg als Kapseln
- tägl. Obst-Müsli mit Flohsamen und/oder Leinsamen
- Aminosäuren: morgens 5HTP; abends GABA
- CBD Öl oder Rescue Tropfen (Bach) bedarfsorientiert bei Unruhezuständen

Pflege und Bewegung

- basische und Magnesium-Bäder mindestens sonntags, bei Bedarf öfter
- 3–4-mal Qigong-Training, 3–4-mal Fahrradfahren und Spazieren, tägl. 5–10 min. Vagus-Übungen

Netzwerke

- Telefonat oder Treffen mit Mutter und/oder Schwester einmal pro Woche
- Freundin treffen, z. B. Brunch, gemeinsam kochen, essen oder essen gehen

Frequenz STB-Gespräche

innerhalb von 9 Monaten 21 Gespräche (ca. 1–2-wöchig), ab dem 16. Gespräch (etwa die Hälfte des zeitlichen Prozessverlaufs) auslaufend ca. einmal pro Monat

So eine Erfolgsgeschichte ist absolut möglich, jedoch war die Motivation in diesem Fall besonders hoch. Es sind auch weniger ambitionierte Pläne sehr hilfreich und sollten unbedingt während des Prozesses entwickelt werden.

Eine weitere Möglichkeit das körperliche System nach einer traumatischen Erfahrung zu stabilisieren, sind Übungen, die dazu geeignet sind, den Vagusnerv zu stimulieren. Eine ausführliche Beschreibung dieser Methode und die entsprechenden Übungen finden Sie auf dem Arbeitsblatt »Übungen zur Stimulation des Nervus Vagus«.

4.2 Psychisches System

Neben den Stabilisierungen auf der körperlichen Ebene sollte im Rahmen der STB auch das psychische System miteinbezogen werden. Sie finden im Folgenden viele systemische Methoden und daneben auch Methoden aus anderen Ansätzen und Verfahren, die vor dem Hintergrund einer systemischen Haltung durchgeführt und mithilfe systemischer Fragen technisch umgesetzt werden sollen. Wie eingangs erwähnt, liegt ein schulenübergreifendes methodisches Repertoire für die STB nahe und sollte auf jeden Fall genutzt werden.

4.2.1 Systemische Fragetechnik zur Ressourcenaktivierung

Mithilfe von systemischer Fragetechnik werden Ressourcenbereiche fokussiert. Dabei geht es zuerst ganz grundsätzlich um eine Verschiebung der Perspektive auf Zusammenhänge, die als angenehm erachtet werden, die etwas mit der eigenen Kraft oder den eigenen Ressourcen zu tun haben. Die einfachste Frage, um in diese Richtung zu fokussieren, lautet: »Was mögen Sie?« Auf diese Weise nähern wir uns vorsichtig und weniger abstrakt als z. B. bei der Frage »Was sind Ihre Fähigkeiten?« den ressourcenassoziierten Bereichen an.

- Was mögen Sie gerne?
- Was machen Sie gerne?
- Was funktioniert trotz aller Schwierigkeiten noch zuverlässig?
- Was macht Ihnen immer noch bzw. trotz allem noch Spaß?
- Was beruhigt Sie?
- Was lenkt Sie ab?
- Auf wen können Sie im Ernstfall zählen?
- Was tun Sie gezielt, um es sich gut gehen zu lassen? Was könnten Sie heute noch tun?
- Was brauchen Sie, wenn es Ihnen nicht gut geht? Woher können Sie es sich holen?
- Was funktioniert momentan, wenn Sie versuchen mit schwierigen Gefühlen umzugehen? Was tun Sie dann genau?
- Wann waren zuletzt Ausnahmen von dem belastenden Gefühl? Was war da anders? Was haben Sie da anderes gemacht? Unter welchen Umständen könnten Sie schon ab morgen wieder öfter für diese Ausnahmen sorgen?
- Woraus ziehen Sie sonst noch Kraft? Wann haben Sie es zuletzt gemacht? Was bräuchten Sie, um davon wieder etwas mehr zu machen?
- Wer sorgt sich um Sie?
- Wer ist für Sie da?
- Was müssen Sie tun, wenn Sie diese Rückendeckung in Anspruch nehmen wollen?

Wichtig • Methodentransparenz schaffen

Wenn wir möchten, dass es für unsere Klientinnen nachvollziehbar ist, wozu sie ausgerechnet in dieser problembehafteten Phase über ihre Ressourcen sprechen sollen, brauchen wir eine gute Erklärung. Ich empfehle an dieser Stelle ein Modell für die Psychoedukation: den Grundsatz der Neuroplastizität (van der Kolk, 2015; s. Kap. 3. »Phase III: Diagnostische Brille und Psychoedukation«). Hierbei wird schnell deutlich, dass es darum geht, den traumaassoziierten neuronalen Netzwerken ressourcenassoziierte Netzwerke wie Gegengewichte gegenüberzustellen. Im Sog von Übererregung (Körper), Intrusionen (Geist und Gefühl) und Vermeidung (Verhalten und Gefühl) verstärken sich die traumaassoziierten Netzwerke oft selbstständig. Das, was Menschen eigentlich stark und resilient werden lässt, bleibt dabei oftmals auf der Strecke. Dem sollte durch gezielte Ressourcenaktivierung entgegengesteuert werden.

4.2.2 Ressourcen-WG mit Bildimpulsen

Sie benötigen für diese Methode ein Bildkartenset oder z. B. eine Sammlung von ausdrucksstarken Postkarten.

Sich mit innewohnenden Stärken zu verbinden, fördert die Selbstwirksamkeit. Die folgende kleine Ressourcenaktivierung beginnt mit einer *zirkulären Abkürzung* zu den Ressourcen Ihrer Klientinnen. Sie fragen Ihre Klientin:

»Wenn ich Ihre beste Freundin fragen würde, welche Stärken Sie in sich haben, sie darf aber nur drei Bilder dafür auswählen: Was würde sie aussuchen und weshalb gerade diese Bilder?«

4

Tipp

Die zirkuläre Perspektive hilft, die inneren Hemmschwellen dafür zu senken, eigene Ressourcen »aus dem Stand« benennen zu müssen.

Erweitern Sie die Übung mit der Einladung, weitere Bilder auszusuchen. Es soll eine Ressourcen-WG abgebildet werden, die verdeutlicht, welche Stärken und Fähigkeiten im *inneren Mietvertrag* aufgeführt sind:

- Wählen Sie ein Bild für eine Stärke, die schon ewig bei Ihnen wohnt.
- Wählen Sie ein Bild für eine Stärke, die erst relativ neu bei Ihnen eingezogen ist.
- Wählen Sie ein Bild für eine Stärke, die Sie gerne etwas öfter bei sich hätten.
- Wählen Sie ein Bild für einen Wunsch, eine Hoffnung oder eine Veränderung.
- Bitte beschreiben Sie Ihre Mitbewohnerinnen so genau wie möglich. Was ist auf dem Bild zu sehen? Was verbinden Sie damit? Bitte beschreiben Sie auch das Bild mit dem Wunsch. Was ist hier zu sehen?
- Welche Ihrer WG-Mitbewohnerinnen wird Ihnen behilflich sein, diesem Wunsch etwas näherzukommen? Wie schaffen sie das?
- Wen oder was brauchen Sie noch? Wie bekommen Sie das? Was genau werden Sie tun?

4.2.3 Externalisierung

Externalisierung ist eine Technik, um innerpsychische, körperliche oder behaviorale Aspekte getrennt vom Klientensystem zu betrachten (White & Epston, 1990). Das primäre Ziel dieses Ansatzes ist die Entlastung von überfordernden und schwer aushaltbaren Zusammenhängen und Erlebensweisen. Das sekundäre Ziel ist die Möglichkeit zur Einflussnahme auf die externalisierten Aspekte.

> Schon der Akt der Externalisierung eines Problems trennt dieses von der Persönlichkeit des Kindes, welches dieses Problem erfährt.
>
> *Dolan, 2009, S. 7*

Externalisierung beginnt auf Ebene der Sprache. Eine externalisierende Konversation zielt darauf ab, die Zuschreibung von »ist so« zu wandeln in ein »das (aktuell) im (eigenen) Leben (teilweise) Vorzufindende« und so aus negativen Selbstüberzeugung über die eigene Person auszubrechen und wieder selbstwirksam zu werden.

Arten von Externalisierung

Transformieren: einem Gefühl eine Form, Farbe oder Gestalt geben, einem Verhalten einen Namen, eine Nummer, eine Figur oder einen Spitznamen geben

Materialisieren: Kneten, Malen, Basteln, Imaginieren, Bauen, Papierknüddel, Muscheln, Steine finden usw.

Manipulieren: in der Vorstellung schrumpfen, Farbe blasser machen, glatter, weicher, »harmloser« werden lassen

Aufbewahrungsbehälter-Arten für z. B. Angst. Entweder vorrübergehend oder gar dauerhaft können Behälter genutzt werden, um (externalisierte) unliebsame Gefühle, Erinnerungen, oder Zusammenhänge zu verwahren. Denkbar sind z. B. verschiedene Marmeladengläser für verschiedene Angst-Arten, Beutel, Dosen, Kistchen o. Ä.

Es hilft, einen passenden oder besonderen Ort zu suchen, wo die Behälter aufbewahrt werden. Es könnte auch rituell etwas Externalisiertes vergraben oder hingestellt werden, um es zu betrachten, sicher eingeschlossen, um es auf Abstand zu halten, oder jemandem zum Aufbewahren anvertraut werden, um es nur bei Bedarf zurückzufordern.

Beispiel • Induktion für eine Externalisierung

»Sie berichten oft von Traurigkeit, schlechter Stimmung, einem Leben ohne Sinn und Freude. Zusammenfassend könnte man auch von einer Depression sprechen. Stellen Sie sich einmal vor, Ihre Depression wäre vorrübergehend nicht mit Ihnen verbunden oder in Ihnen »drin«, sie wäre eine Person genauso wie Sie und ich. Auch wenn das vielleicht gerade ein bisschen verrückt klingt, versuchen Sie es sich vorzustellen, die Depression könnte neben Ihnen sitzen oder weiter weg oder Sie würden sie sogar bei sich tragen? Wo im Raum würde sie sich gerade im Moment befinden?«

Folgende Externalisierungsfragen wären nun denkbar:

- Wäre diese Person eher männlich oder eher weiblich?
- Wie sieht diese Person aus?
- Wie heißt diese Person?
- Wie alt ist diese Person?
- Wie gut kennen Sie diese Person?

- Wie würden Sie die Beziehung zwischen Ihnen und der Person beschreiben?
- Welche Gefühle löst die Person bei Ihnen aus?
- Welche Eigenschaften würden diese Person am besten beschreiben?
- Welchen Einfluss hat die Person auf Sie und wie ist es umgekehrt?
- Auf welche Aspekte Ihres Lebens hat die Person den größten Einfluss?
- Wann hat die Person weniger Einfluss auf Sie und Ihr Leben?
- Was mögen Sie an der Person und was mögen Sie ganz und gar nicht?
- Wann ist diese Person besonders präsent?
- Woran merken Sie, dass die Person im Anmarsch ist?
- Was verändert sich zum Schlechten, wenn diese Person in Ihrer Nähe ist?
- Was könnten unter bestimmten Bedingungen sogar Vorteile sein?
- Was möchten Sie der Person jetzt gerade gerne sagen?

Externalisierung hat einen spielerischen Charakter. Sie geschieht in Aufstellung mit Figuren oder in der Arbeit mit den leeren Stühlen. Es können Symptome, Diagnosen, Verhaltensweisen oder Eigenschaften externalisiert werden. Nicht nur das Problem kann Gestalt bekommen, sondern auch die Lösung bzw. die Fähigkeiten, die zur Lösung führen können. Auch hilfreiche Wesen als Externalisierung der Ressourcen des Klientensystems sind nützlich. Vielleicht lassen sich Gegenspieler zu den problematischen externalisierten Anteilen finden und ebenfalls externalisieren. Einer meiner Klienten schlug in einer Sitzung von selbst einen alten und einen neuen Hans vor. Die beiden hatten unterschiedliche Eigenschaften und völlig verschiedene Motivationen und Intentionen – ja sogar Fähigkeiten und Bedürfnisse. Was letztlich logisch war, denn beim näheren Kennenlernen stellte sich heraus, dass die beiden Teile von Hans auch sehr unterschiedlich alt waren.

Für Externalisierung gilt der systemische Grundsatz der Simplifizierung, je einfacher und anschaulicher, desto besser. Leichtigkeit und Humor helfen, aus der Problemstarre in die Bewegung kommen. Externalisierung schafft Symbole, Formen, Temperaturen, Umgebungsvariablen, Metaphern und Narrationen – so kann bspw. einem belastenden Ereignis ein Titel gegeben werden. Durch den imaginativen Charakter bedienen Externalisierungen alle Sinne zugleich und haben eine sehr hohe, manchmal lebenslange Einprägsamkeit. Multisensorisch lernt es sich besser und Abstraktes wird in seiner Bildhaftigkeit sehr konkret. Für den Traumakontext gilt, dass Externalisierungen auch immer eine Distanzierungstechnik sein können und damit die Selbstwirksamkeit im Problemerleben erhöhen.

Beispiel • Externalisierung mit Stühle-Arbeit

Die Arbeit mit dem leeren Stuhl ist dann sinnvoll, wenn es um die Externalisierung von diffusen bzw. herausfordernden Gefühlslagen, Konflikten oder Ambivalenzen geht. Durch den visuellen und räumlichen Charakter hat die Technik einen beeindruckenden Impact. Nützlich ist die Methode auch dann, wenn dritte Personen im Gespräch sind, die real aber nicht zum Setting eingeladen werden können oder eingeladen werden wollen oder sollen.

Einsatz der Methode bei ambivalenten Themen

Es werden so viele Stühle, wie es Ambivalenzen gibt, in der passenden Entfernung zueinander aufgestellt. Die Klientin nimmt nacheinander auf den unterschiedlichen Stühlen Platz. Hierbei werden die jeweiligen Gefühle und Impulse thematisiert und die möglichen positiven und negativen Auswirkungen auf die Zukunft beleuchtet. Ein Stuhlwechsel ist immer zugleich ein Perspektivwechsel. Das Ziel ist es, dass die Klientin Klarheit über ihre innere Landkarte erhält.

Einsatz der Methode bei Konflikten oder Gefühlsthemen

Das Klientensystem stellt einen Stuhl in der passenden Entfernung auf. Der leere Stuhl kann ein Gefühl, eine bestimmte Person oder den Konflikt selbst repräsentieren. Anschließend wird das Klientensystem aufgefordert, die Person oder das Gefühl auf den Stuhl zu setzen. Es beginnt ein Dialog mit der Person. »Was würden Sie gerne sagen?« Dazu werden die Gefühle besprochen und maximiert. Das Klientensystem wechselt die Stühle. Welche Gefühle entstehen auf der anderen Seite? Was würde die Person oder das symbolische Gefühl oder der Konflikt antworten? Die Wechsel zwischen den Stühlen können zum Dialog werden, es sollte jedoch nicht öfter als fünf- oder sechsmal hin und her gewechselt werden. Zum Abschluss sagt das Klientensystem einen Abschlusssatz und beendet die Stuhl-Arbeit.

Exkurs • Assoziiertes und dissoziiertes Arbeiten

In einem hypnosystemischen Sprachgebrauch ist unter *dissoziiertem Arbeiten* ein Arbeiten mit einem größeren inneren Abstand gemeint (Peichl, 2019). Klientinnen sind hierbei weniger emotional und auch im körperlichen Erleben weniger mit den eigenen Erlebensweisen verbunden. *Assoziiert* meint dagegen eine starke innere Verbundenheit mit den inneren Erlebensweisen. Beides hat seine Vorteile für die Prozessnavigation. In der Beratung werden Sie feststellen, dass sich Ihre Klientinnen manchmal sehr stark mit den berichteten Zusammenhängen verbinden und umgekehrt teilweise eher tonbandartig ihre Erlebnisse »abspulen«. Um Flashbacks und Negativ-Spiralen zu vermeiden, ist es manchmal wichtig, wieder einen Abstand zum stark assoziierten Erleben des Berichteten herzustellen. Etwas mehr Distanz zum inneren Erleben kann z. B. durch Fragen zur heutigen Sichtweise, aus einer Metaperspektive oder auch Fragen zur Perspektive einzelner – besonders reifer –

innerer Anteile ermöglicht werden. Sehr starres oder auch hilfloses Erleben kann so verflüssigt werden:

- Mit dem Wissen von heute, was ist nun anders, wenn Sie auf diesen Zusammenhang schauen?
- Wenn ich Ihren inneren Manager frage, welche Stärken Ihnen geholfen haben, damit fertigzuwerden, was würde er wahrscheinlich antworten?

Manchmal ist es allerdings eher notwendig, etwas mehr Nähe zu den Erlebensweisen innerhalb der Darstellungen der Klientinnen herzustellen, um einen Als-ob-Modus in der Beratung zu vermeiden. Der Als-ob-Modus ist ein Begriff der Mentalisierungsbasierten Therapie (MBT) und beschreibt eine Trennung zwischen inneren Prozessen und äußerer Wirklichkeit (Bateman & Fonagy, 2015). Die Sprache der Klientinnen ist eher rational bis psychologisierend und die Einsichtigkeit in Problemzusammenhänge ist scheinbar sehr hoch. In einem Beratungsgespräch in diesem Modus hätte eine Klientin beispielsweise kognitiv viele Ideen zu wichtigen oder gar idealen Veränderungen entwickelt. Emotionale oder auch körperorientierte Erlebensweisen hierzu könnten hingegen völlig ausbleiben. Das Ergebnis wären Ideen, die im Sinne des Erlebens wenig ganzheitlich wären. Dies hätte negative Auswirkungen auf die Motivation, die Zuversicht und auch die Wahrscheinlichkeit zu einer wirklichen Veränderung in der Zukunft. Um Klientinnen mit ihren Inhalten bei Bedarf stärker zu verbinden, kann es hilfreich sein, bestimmte Elemente in die Prozessnavigation miteinzubeziehen. Eine passende Arbeitshypothese hierzu könnte z. B. sein: Möglicherweise könnte das Klientensystem Zugang zu kognitiv schwer erreichbaren Ebenen des Erlebens erlangen, um weitere wichtige Erlebensaspekte zu reflektieren und zu integrieren. Als Interventionsidee käme nun eine bestimmte Fragetechnik in Betracht, die gezielt unterschiedliche Elemente des Erlebens erfragt und damit in ein Verhältnis stellt.

Fragefokusse, um starres Problemerleben zu verflüssigen. Mithilfe systemischer Fragen zu wechselnden Fokussen werden alle möglichen Sicht- und Erlebensweisen der Klientinnen abgefragt, wodurch maximal unterschiedliche Perspektiven ins Spiel kommen und immer neue Aspekte der eigenen Wirklichkeitskonstruktion entdeckt und nachempfunden werden können. Es entsteht eine größere Übersicht und auch neue Ideen und Informationen kommen hinzu. Die eigene Narration wird substanzieller und durch das Verbinden der unterschiedlichen Fokusse und Wahrnehmungen wird auch ein »Als-ob-Modus« unwahrscheinlicher.

Die Pfeile in der Grafik sind nur exemplarisch zu verstehen. Sprünge und ein immer wiederkehrender Wechsel der Perspektiven sind absolut hilfreich und verflüssigen starre Problemerlebensweisen. Neben der Unterschiedsbildung hat diese Interventionsform außerdem einen stark integrierenden Charakter. Narrationen der Klientinnen bekommen durch den Zuwachs von Perspektiven auch immer mehr »Substanz«. Sie werden griffiger, verstehbarer und handhabbarer für die Klientinnen und damit auch viel besser aushaltbar.

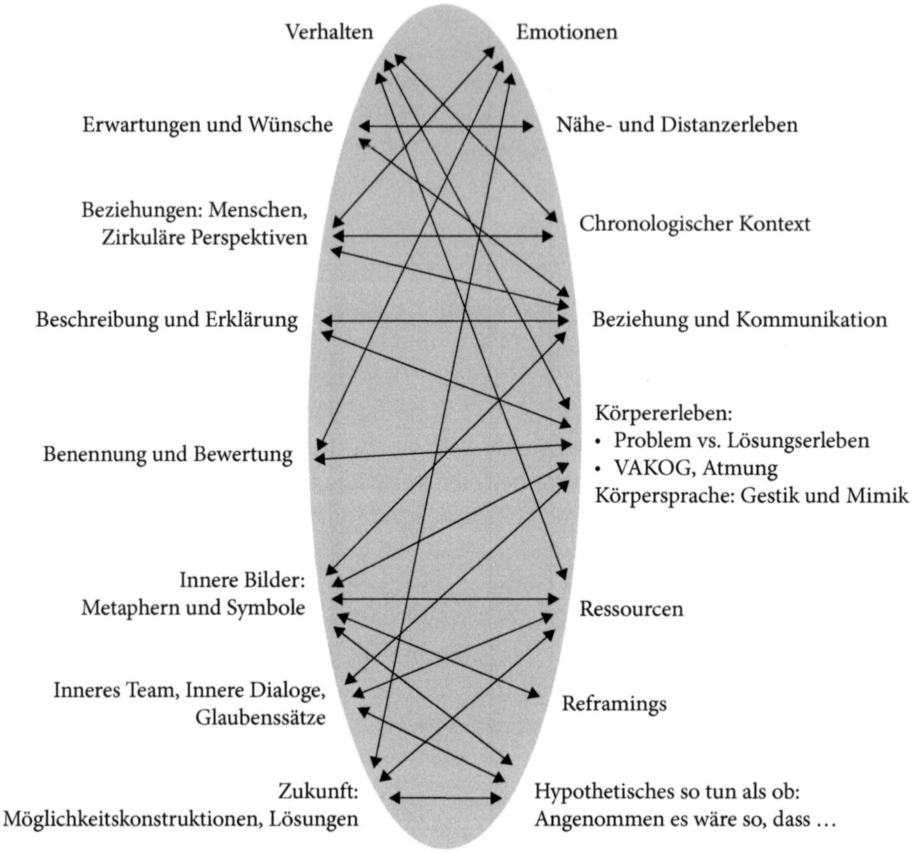

Abbildung 4.2 Frage-Fokusse, um Verflüssigung im starren Erleben zu erzeugen (eigene Darstellung, u. a. nach Schmidt, 2020)

Übung • Liste mit guten Erfolgen

Große Liste

Nehmen Sie sich eine Stunde Zeit und machen Sie es sich gemütlich. Gehen Sie im Geiste alle Stationen Ihres Lebens durch. Schreiben Sie alle Erfolge auf, die Ihnen einfallen, die großen und die kleinen. Was kann in Beziehungen als Erfolg verbucht werden? Was im Bereich Leistung? Was im Bereich Qualifikation? Was wurde ausgehalten, was überstanden? Was konnten Sie daraus lernen? Was haben Sie gut gemacht? Was haben Sie für andere gemacht? Was für sich selbst? Was macht Sie dankbar? Gegenüber anderen? Gegenüber sich selbst?

Kleine tägliche Liste

Nehmen Sie sich am Abend ein wenig Zeit und gehen Sie innerlich durch Ihren Tag. Schreiben Sie drei kleine oder große Punkte auf, nur drei, auf keinen Fall mehr. Was kann als Erfolg verbucht werden? Was von dem Vorgenommenen wurde umgesetzt? Was an Notwendigkeiten wurde erledigt? Wann haben Sie sich selbst oder anderen ein Lächeln aufs Gesicht gezaubert? Wo haben Sie sich selbst überwunden? Was haben Sie geschafft, ohne darüber nachzudenken? Was für vermeintliche Selbstverständlichkeiten haben Sie getan? Bedenken Sie, Sie befinden sich gerade in der Stabilisierungsphase, daher zählen auch die und gerade die vermeintlichen Kleinigkeiten wie Aufstehen und normale Tagesgeschäfte.

4.2.4 Selbstfürsorge mit Plan: SWOT-Analyse

Die SWOT-Analyse kommt ursprünglich aus der Organisationsberatung und wurde von mir für den Traumakontext adaptiert (Kotler et al., 2010). Die SWOT-Analyse für die Selbstfürsorge ist eine Methode, die Sie innerhalb Ihrer Sitzung mit Ihrer Klientin durchführen können. Sie kann aber auch von der Klientin allein zu Hause durchgeführt werden. Darüber hinaus ist sie auch gut für die Beratenden geeignet, beispielsweise als Selbsteinschätzungstest im Rahmen von kollegialer Beratung, Inter- oder Supervision. Wichtig ist es, die Antworten zumindest stichpunktartig aufzuschreiben, um später ggf. Veränderungen zu bilanzieren, wenn die Methode wiederholt wird.

Tabelle 4.1 SWOT Analyse für die Selbstfürsorge (Kotler et al., 2010)

Stärken (*Strength*)	**Schwächen** (*Weakness*)
▶ Worin liegen Ihre Stärken? ▶ Was können Sie gut? ▶ Worauf haben Sie sich immer verlassen können? Auf was? Auf wen? ▶ Welche Strategien funktionieren für Sie gut im Sinne der Selbstfürsorge?	▶ Was sind Ihre Schwächen? Wofür werden Sie schwach? ▶ Worin wollen Sie noch besser werden? ▶ Was hindert Sie bis jetzt? ▶ Was brauchen Sie, um es zu ändern? ▶ Was noch? ▶ Woher bekommen Sie es?
Chancen (*Opportunities*) ▶ Wo, wie… bieten sich für Sie ganz konkrete Chancen für die Selbstfürsorge? ▶ Wie lässt sich das weiter ausbauen? ▶ Angenommen Sie nutzen zukünftig mehr dieser Chancen, was kann Ihnen das im Einzelnen geben? Denken Sie kurz- und langfristig. ▶ Was wird sich alles für Sie und Ihr System ändern, wenn Sie anfangen Ihre Chancen konsequent zu nutzen?	**Risiken** (*Threats*) ▶ Worin liegen Ihre besonderen, individuellen Risiken, wenn es um Selbstfürsorge geht ▶ (persönlich und situativ) ▶ Woran erkennen Sie sie schon im Vorfeld? ▶ Was können Sie tun, um damit fertigzuwerden? ▶ Was brauchen Sie hierzu von sich selbst? ▶ Angenommen Sie schaffen es längerfristig, sich angemessen selbstfürsorglich zu verhalten, woran würden Sie das erkennen? ▶ Was müssten Sie tun, wenn Sie verrückterweise sicherstellen wollten, dass sich Ihre Selbstfürsorge verschlechtert?

Tipp

Etwa ab der zweiten Hälfte der Methode, wenn es um Chancen und Risiken geht, lohnt es sich besonders, immer wieder hin und her zu springen. Es sollte kein Schwerpunkt auf der Risikoanalyse liegen, sondern immer wieder auch die Chancen und die Stärken, die notwendig sind, um diese zu nutzen, fokussiert werden!

4.2.5 Triggeridentifikation

Die Identifikation von Triggern, d.h. von Schlüsselreizen, die Flashbacks oder innere Starre auslösen können, hat in der Systemischen Traumaberatung einen hohen Stellenwert. Im Beratungsgespräch sollte möglichst viel darüber herausgefunden werden und daraus Beobachtungsaufgaben für den Alltag abgeleitet werden.

Welche Dinge, Situationen, Menschen sind Auslöser für schlechte Gefühle? Was löst Vermeidungsverhalten aus? Was ist ein solch starker Trigger, dass dadurch Wiedererleben bzw. Intrusionen ausgelöst werden können? Erarbeiten Sie in der Sitzung die ersten Trigger. Die Hausaufgabe für die nächste Woche heißt, gezielt zu beobachten und die Liste immer weiter zu ergänzen. Welche Trigger lösen was aus? Gibt es Unterschiede? Der Plan ist, im Anschluss Wege zu erarbeiten, wie mit den Triggern umgegangen werden kann, ohne auf Vermeidungsmuster zurückgreifen zu müssen (s. **AB** »Übungen zur Stimulation des Nervus Vagus«).

Außerdem empfehlenswert sind Tagebücher: Es werden die Trigger im Alltag beobachtet, aber auch die dazugehörige Wahrnehmung, Gedanken, Gefühle und Handlungen dokumentiert, entweder direkt in der Situation oder abends in Ruhe.

4.2.6 Glaubenssätze

Die meisten Menschen haben *limitierende Glaubenssätze* in Bezug auf die eigene Person in sich. Besonders vor dem Hintergrund früher traumatischer Erfahrungen in den wichtigen Bindungsbeziehungen reden sie sich ein, etwas nicht zu können, dass etwas schon immer so war, dass etwas noch nie so war oder nie so sein wird. Diese inneren Dialoge sind die schärfsten und oft auch unfairsten Kritiker. Klientinnen dürfen erfahren, dass alle Menschen solche Glaubenssätze in sich tragen. Die stärksten und lautesten von ihnen entstehen, tiefenpsychologisch gesehen, durch unsere Bindungserfahrungen. Hier entstehen die sogenannten inneren Repräsentanzen. Es sind sozusagen innere Modelle darüber, wie ich selbst *bin*, wie andere *sind* oder auch wie Beziehungen *sind*. Auch im weiteren Verlauf von Kindheit und Jugend kommen noch wertespezifische Glaubenssätze von außen hinzu sowie Bewertungen, die wir von unseren Eltern in guter Familientradition übernehmen.

Manche dieser Sätze werden Klientinnen sich ständig – wie selbsterfüllende Prophezeiungen – immer wieder neu beweisen, manche schwingen eher unerkannt im Hintergrund mit. Wer in der Lage ist, sich selbst und diese besondere Art von inneren Stimmen zu beobachten, kann einen Einfluss auf die oft schmerzhaften oder hemmenden Glaubenssätze nehmen.

Wenn es Klientinnen anfangs noch schwerfällt, die eigenen Glaubenssätze zu analysieren, kann zu Beginn eine kleine Liste genutzt werden, um zu schauen, welche der Beispielsätze auf sie zutrifft.

Beispiele • Limitierende Glaubenssätze (Dahl, 2019)

- Andere haben es besser als ich.
- Andere sind immer besser als ich.
- Das darf keiner von mir erfahren.
- Das kann ich nicht.
- Das kenne ich schon, das bringt eh nichts.
- Das werde ich nie lernen.
- Für mich interessiert sich doch sowieso niemand.
- Ich bin dumm.
- Ich bin ein hoffnungsloser Fall.
- Ich bin ja selber schuld.
- Ich bin nicht gut genug.
- Ich bin nicht liebenswert.
- Ich bin nicht Beziehungsfähig.
- Ich brauche eine Beziehung, um glücklich zu sein.
- Ich bringe immer Unglück.
- Ich darf keine Fehler machen.
- Ich gehöre nicht dazu.
- Ich habe einfach kein Glück.
- Ich habe zu wenig Zeit.
- Ich habe es nicht verdient.
- Ich kann mich nicht entscheiden.
- Ich mache immer alles falsch.
- Ich muss immer perfekt sein.
- Ich schaffe es nie.
- Ich verdiene keine Liebe.
- Ich war schon immer schlecht darin.
- Ich werde mich nie ändern.
- Ich werde nie eine glückliche Beziehung haben.
- Ich darf mich nicht blamieren.
- Im Leben muss man sich durchbeißen.
- Keiner liebt mich.
- Konflikte muss man vermeiden.
- Beziehungen sind nicht von Dauer.
- Niemand liebt mich.
- Ich bin in Wahrheit allein.
- Nur er/sie allein kann mich glücklich machen.
- Strafe muss sein.
- Zeig niemals Dein wahres Gesicht.
- Zuerst kommen die anderen dran.

Sprache ist Konstruktion. Konstruktionen sind unsere Wirklichkeit. Wer sich – oft mehrmals täglich – solche Dinge im Inneren sagt, für den werden sie schnell Wirklichkeit. Fragen Sie Ihre Klientinnen, wie sich das anfühlt, wenn sie ihre drei belastendsten Glaubenssätze einmal laut aussprechen. Wahrscheinlich fühlt es sich schlecht an. Die gute Nachricht lautet: Als Mensch ist man lernfähig. Selbst in Bezug auf ständige innere Begleiter wie Glaubenssätze kann etwas verändert werden.

Wichtig

Bevor Glaubenssätze sich auflösen lassen, benötigen sie eine kleine Würdigung. Neben dem Preis, der für den Satz gezahlt wurde, gab es immer auch einen versteckten Gewinn oder eine protektive Funktion. Sie waren schließlich aus einem guten Grund jahrelange und treue Begleiter. Wozu hat der Glaubenssatz sogar genutzt? Wovor hat er Sie bewahrt? Wofür können Sie dem Glaubenssatz sogar ein kleines Danke aussprechen? Wo wollen Sie die alte »Originalschrift« archivieren?

Fragen zu Glaubenssätzen:

- Was geht möglicherweise verloren, wenn der Glaubenssatz verändert wird?
- Was könnte helfen, diesen Verlust an anderer Stelle zu kompensieren?
- Welcher unschädliche und wohlwollende Glaubenssatz könnte dazu passen?
- Schreiben Sie den neuen Glaubenssatz, der diese Funktion übernehmen kann, auf.

Manche Glaubenssätze entsprechen eher schädlichen Aussagen von anderen nahen Menschen, wie zum Beispiel den Eltern. Diese oft stark abwertenden Sätze bedürfen vielleicht weniger einer Würdigung als einer Erlaubnis, »zurückgegeben werden zu dürfen«. Vielleicht in Form eines kleinen Rituals mit einem passenden Rückgabesatz: »Du hast mich lange begleitet, doch nun ist es Zeit, dich wieder dahin zurückzugeben, wo du hergekommen bist« oder »Es ist nicht meine Verantwortung, dich zu tragen, daher gebe ich dich wieder zurück an (z. B.) meinen Vater, der sich nun angemessen um dich kümmern wird«.

Es kann helfen, die kränkenden Glaubenssätze oder Aussagen der eigenen Eltern zur Überprüfung in die Reframing-Werkstatt zu bringen. Könnte es innerhalb der transgenerationalen Perspektive möglicherweise einen *guten Grund* für genau diesen Satz gegeben haben?

Beispiel • Reframing von Glaubenssätzen

Glaubenssatz: Ich bin ein hoffnungsloser Fall.

Hypothese mit Reframing-Funktion: Möglicherweise war die Zuschreibung der Eltern für die Klientin, ein »hoffnungsloser Fall« zu sein, der hilflose Versuch, die eigenen pädagogischen Unzulänglichkeiten und Gefühle von Hilflosigkeit zu entschärfen oder gar im Erziehungsverhalten auf eine humoristische – wenn auch unreflektiert kränkende – Ebene zu gelangen.

Den alten Glaubenssatz sokratisch »löchern«

Glaubensätze werden aus der nichtwissenden Haltung heraus hinterfragt.

- Wo berührt er Sie?
- Was bedeutet es für Sie?
- Was für Auswirkungen hat der Satz?
- Was war nützlich?
- Was schädlich?

Jeder Glaubenssatz kann mit den folgenden drei Leitfragen hinterfragt werden:

- Ist das wirklich wahr?
- Ist es *immer* und bei *jedem* so?
- Wie wäre mein Leben ohne diesen Glaubenssatz?

Beispiel • Glaubenssätze hinterfragen

»Ich schaffe das eh nicht«

(1) Ist das wirklich wahr? – Nein, eigentlich nicht.
(2) Ist es *immer* und bei *allem* so? – Nein, ich habe schon einige Dinge geschafft, obwohl ich es nicht gedacht hätte und kenne auch Menschen, die die unwahrscheinlichsten Dinge geschafft haben.
(3) Wie wäre mein Leben ohne diesen Glaubenssatz? – Vielleicht würde ich mehr an mich glauben und würde mehr verändern, anstatt es aufzuschieben.

Glaubenssatz-Transformation

Wählen Sie Ihre drei »lautesten« limitierenden Glaubenssätze aus und schreiben Sie sie auf. Anschließend kommen sie in die Reframing-Werkstatt und werden positiv umformuliert.

Achten Sie darauf, dass Sie die Sätze wirklich *um*-formulieren und keine Nicht- oder Kein-Sätze daraus machen.

Ändern eines Glaubenssatzes

- Glaubenssatz: »Ich bin zu dumm dafür.«
- So nicht: »Ich bin nicht zu dumm.«
- Bitte so: »Ich kann jede Menge und lerne täglich dazu.«

VOC-Skala

Zur Überprüfung des neuen Glaubenssatzes wird eine Übereinstimmungsskala *Verstand und Gefühl* genutzt, die sogenannte VOC-Skala (Validity of Cognition; Shapiro, 2012).

Die VOC-Skala dient der Einschätzung der empfundenen Übereinstimmung mit der (neuen) angemessenen und positiven Selbstüberzeugung oder auch Glaubenssatz.

Übersicht • VOC-Skala

(1) Prüfen Sie den neuen Glaubenssatz: Welches Gefühl haben Sie dazu? Was spüren Sie in Ihrem Körper, wenn Sie ihn aussprechen? Was denken Sie, welchem Wert im Sinne der inneren Übereinstimmung entspricht der Satz? (0 = gar nicht, 10 maximal)
(2) Angenommen, der Wert ist unter 10, wie müsste der neue Glaubenssatz umformuliert werden, damit er noch stimmiger wird?
(3) Prüfen Sie den neuen Glaubenssatz (Prozess wiederholen).

Formulieren Sie den Satz so lange um, bis Sie mindestens eine 9 – besser noch eine 10 – erreichen.

Ankern: Wenn Sie den Glaubenssatz laut aussprechen, wo spüren Sie ihn am meisten im Körper? Was erzeugt er dort für eine Körpersensation? Gehen Sie mit Ihrer Aufmerksamkeit genau zu dieser Stelle und verankern Sie Ihren neuen Glaubenssatz genau hier.

Ritual: Sprechen Sie den neuen Glaubenssatz zweimal am Tag laut aus, einmal vorm Schlafengehen, einmal vorm Aufstehen. Vielleicht abends vorm Spiegel mit Blickkontakt zu sich selbst. Lesen Sie ihn ab, falls Sie ihn sich am Anfang noch nicht ganz merken können. Gehen Sie dabei bewusst zu Ihrem Körperanker und spüren Sie hinein. Atmen Sie dabei und stellen sich vor, wie Ihr Atmen diese Stelle erreicht und festigt.

Priming-Effekte: Verknüpfen Sie den neuen Glaubenssatz mit einem Farbspektrum. Welche Farbe passt zu dem neuen Glaubenssatz? (Wie fühlt sich die Farbe an? Temperatur, Körpergefühl etc.). Implementieren Sie bewusst das neue Farbspektrum in Ihren Alltag, um Ihrem Gehirn die Arbeit zu erleichtern (Schal, Nagellack, Haarfarbe, Accessoires, Handy- und PC-Hintergrund etc. in der verknüpften Farbe).

Abschluss der Sitzung: Was ist jetzt anders als vor einer Stunde?

Folgesitzung: Offene Frage: Was war nützlich? Was hat sich in Ihrem Sinne verändert?

Gehen Sie im Inneren zu der Stelle Ihres Körperankers. Sprechen Sie den neuen Glaubenssatz aus. Hat er sich verändert? Welchen Wert können Sie ihm auf der VOC-Skala geben?

Tipp

Die Körperübung »Inneres Plappermaul entspannen« auf dem **AB** »Übungen zur Stimulation des Nervus Vagus« sollte jeweils vor der Arbeit mit Glaubenssätzen verwendet werden, sowie zum Schluss, wenn neue hilfreiche Glaubenssätze eingeübt werden.

Hilfreiche Glaubenssätze. Neben dem Umdeuten und Umformulieren ist es nützlich, auch neue Glaubenssätze ins innere Repertoire aufzunehmen. Hierzu folgt an dieser Stelle eine kleine Liste zur Inspiration und zugleich eine Einladung, ganz eigene stimmige Glaubenssätze über die drei Aspekte innerer Repräsentanzen zu entwickeln.
(1) Selbst …
(2) Andere …
(3) Beziehung …

Beispiel • Hilfreiche Glaubenssätze

- Für mich gibt es immer einen Weg.
- Scheitern ist für mich eine gute Chance, zu lernen.
- Ich kann alles, aber alles kann ich nicht.

- Filmstar oder plastischer Chirurg? Ich könnte alles sein, entscheide mich aber für das, was mir vom Gefühl her am nächsten ist.
- Kleine Verbesserungen reichen vollkommen.
- Etwas besser zu sein als Mittelmaß reicht völlig aus.
- Andere kochen auch nur mit Wasser.
- Irgendwann wird alles vorbei sein.
- Wie viel Bedeutung wird ein Fehler am Ende meines Lebens noch haben?
- Gute Dinge brauchen ihre Zeit.
- Es gibt immer eine Wahl.
- Vom Mond aus betrachtet ist das Problem nur noch mittelgroß.
- Ich nehme die Leute, wie sie sind, andere habe ich nicht.
- Beziehungen sind wunderbar, doch bin ich nicht von ihnen abhängig
- Um auch hier eine maximale innere Übereinstimmung zu gewährleisten, empfiehlt sich wiederum ein Abschluss mit Hilfe der VOC-Skala und ggf. noch einem kleinen Umweg über die Reframing-Werkstatt.

4

Bei der Veränderung von Glaubenssätzen kann es hilfreich sein, die Mehrpersonenperspektive zu nutzen. Fragen Sie Ihre Klientinnen, welche Auswirkungen ihr neuer Glaubenssatz auf die einzelnen nahen Menschen in ihrem Umfeld hat, wenn sie ihn ab sofort mehr leben werden (Kontextualisierung und mentale Zustände über Gesichter lesen »Was ist im Gesicht von deinem Vater zu lesen …?«).

4.2.7 Übungen zur Stabilisierung des psychischen Systems

Im Folgenden finden Sie eine Reihe von Übungen zur psychischen Stabilisierung, die mit den Klientinnen eingeübt werden können, damit sie diese regelmäßig zu Hause und/ oder im Bedarfsfall sicher anwenden können.

Übung • Von Bohnen und Wachstum

Die nächste Übung ist im wahrsten Sinne des Wortes ein Taschenspielertrick. Sie kann am besten als Hausaufgabe gestellt werden. Mit einem großen Glas mit (z. B.) getrockneten Feuerbohnen in Ihren Räumen können Sie jederzeit Ihre Klientinnen mit dem nötigen Material für diese kleine Hausaufgabe ausstatten. Morgens wird eine Handvoll Bohnen in die linke Tasche gesteckt und abends wird gezählt, wie viele Bohnen den Weg von links nach rechts geschafft haben. Hilfreich ist diese Bilanzierungs-Intervention immer dann, wenn Klientinnen sich kleine Veränderungsziele setzen, die sie im Alltag planen, umzusetzen. Jedes Mal, wenn beispielsweise ein innerer Widerstand überwunden wird, ein neuer Skill erfolgreich verwendet wird, ein besseres Beziehungs- oder Kommunikationsverhalten umgesetzt wird oder ein anderes Ziel in die Tat umgesetzt wird, wandert eine Bohne von der einen Hosentasche in die andere.

Skills kombinieren

Es gibt unzählige Skills, die dabei helfen können, sich selbst innerlich wieder zu beruhigen, sich zu fokussieren und sich im Hier und Jetzt zu reorientieren. Solche Skills können auf allen drei Systemebenen fungieren (biopsychosozial) und einige der in diesem Kapitel aufgezählten Methoden könnte man durchaus zu den Skills zählen. Meiner Erfahrung nach entwickeln jene Klientinnen die wirkungsvollsten Skills, die sich angewöhnen, mehrere Skills zu kombinieren.

Beispiel

Als Beispiel möchte ich hier einen Klienten nennen, der sich angewöhnt hatte, in Situationen mit Angst vor Kontrollverlust einen kleinen kantigen Stein in der Hosentasche stark zu quetschen, um einen ungefährlichen und kontrollierbaren Schmerzreiz zu erzeugen. Gleichzeitig hatte er sich die kleine Atemtechnik angewöhnt, die im Abschnitt 4.1 »Biologisches System« beschrieben wird. Er berichtete schnelle und situativ sehr zuverlässige Erfolge. Er war so zufrieden mit dieser Kombination, dass er nach und nach Steine in unterschiedlichen Größen und Formen sammelte, damit er für jede seiner Hosen die richtige Auswahl hatte. Etwas später konnte er für sich annehmen, dass es in Ordnung ist, aus emotional belastenden Situationen bei sozialen Interaktionen einfach vorübergehend »rauszugehen«. Er ging dann 10 bis 15 Minuten raus an die frische Luft und entschied sich in dieser Zeit, wie er sich weiter verhalten wollte, um gut für sich zu sorgen. Wie bei allem in dieser Kategorie müssen zuerst Experimente gemacht werden, damit Klientinnen herausfinden, was für sie praxistauglich ist.

Innerer sicherer Ort

Die Idee eines sicheren inneren Ortes geht zurück auf Luise Reddemann (2011). In ihrem Ansatz der psychodynamisch-imaginativen Traumatherapie kommen unterschiedliche imaginative Techniken zum Tragen, die in der Behandlung Vorteile bedeuten können (Reddemann, 2011).

Ich möchte an dieser Stelle die aus meiner Sicht wichtigsten imaginativen Übungen vorstellen, die im Rahmen von Beratung und Pädagogik sehr nützlich sind. Die meisten Klientinnen verstehen schnell, dass es hilfreich sein könnte, in Situationen, die von Belastung, überflutenden Bildern und Ängsten geprägt sind, Gegengewichte nutzbar zu machen, um das unangenehme Erlebensmuster zu unterbrechen oder noch besser gar nicht erst entstehen zu lassen. Mit einiger Übung können innere Bilder erzeugt und wie auf Knopfdruck bei Bedarf abgerufen werden. Dazu braucht es im Vorfeld etwas Training mit sogenannten Imaginationsübungen. Zuerst wird ein innerer sicherer Ort etabliert.

Die Übung dauert ca. 10 bis 15 Minuten je nach Trainingslevel.

Übung • Instruktion zum sicheren Ort

»Erstellen Sie innerlich ein Bild von einem Ort, an dem Sie sich absolut sicher aufgehoben und wohlfühlen. [*Pause*]
Es kann ein Ort sein, den Sie sich in Ihrer Fantasie vorstellen, von dem Sie vielleicht einmal gelesen haben oder den Sie vielleicht schon mal so ähnlich irgendwo gesehen haben. In Ihrer Vorstellung ist alles möglich. [*Pause*]
Andere Menschen sollten keinen Zugang zu diesem Ort haben.
Lassen Sie sich Zeit und begeben Sie sich im Inneren auf die Suche nach diesem Ort. Vielleicht sehen Sie nun erste Bilder oder vielleicht spüren Sie etwas, vielleicht denken Sie zunächst auch nur an einen solchen Ort und überlegen, wie er für Sie beschaffen sein müsste.
Vertrauen Sie auf Ihr Unbewusstes und beobachten Sie was immer auftauchen mag. [*Pause*]
Sollten bei Ihrer Suche unangenehme Bilder oder Gedanken auftauchen – was sein kann –, dann beachten Sie diese möglichst nicht und gehen Sie weiter. Seien Sie geduldig. Es gibt diesen sicheren inneren Ort auch in Ihnen. Es kann sein, dass er ganz in der Nähe ist, es könnte aber auch sein, dass er sehr weit entfernt, irgendwo auf der Welt oder sogar im Weltraum ist. [*Pause*]
Bei der Ausgestaltung Ihres sicheren inneren Ortes stehen Ihnen alle nur denkbaren Hilfsmittel zur Verfügung: Fahrzeuge, Geräte, Werkzeuge, verschiedenste Materialien und sogar magische Hilfsmittel. [*längere Pause*]
Wenn Sie das Gefühl haben, den Ort in Ihrem Inneren gefunden zu haben, an dem Sie sich sicher, wohl- und geborgen fühlen, dann geben Sie ihm einen Namen Ihrer Wahl. [*Pause*]
Überprüfen Sie, ob Sie dort nun ganz und gar sicher sind und sich wohlfühlen. Es ist wichtig, dass Sie sich wirklich wohl- und sicher fühlen. Richten Sie sich genauso ein, dass das möglich ist. Lassen Sie sich Zeit, stellen Sie sich alle Sicherheitsvorkehrungen und Annehmlichkeiten genau vor. [*längere Pause*]
Wenn alles zu Ihrer Zufriedenheit eingerichtet ist, suchen Sie sich einen Platz zum Entspannen und schauen Sie sich um. Lassen Sie sich Zeit. Was sehen Sie? [*Pause*]
Was nehmen Ihre Sinne wahr? Was hören Sie? Was riechen Sie? [*Pause*]
Spüren Sie genau, wie es Ihrem Körper damit geht, an diesem sicheren Ort zu sein. Was spüren Sie auf der Haut? Wie geht es Ihren Muskeln und Bändern? Wie ist Ihre Atmung? Wie fühlt sich Ihr Bauch an? Ist die Temperatur nach Ihren Bedürfnissen? Nehmen Sie alles sehr achtsam wahr, damit Sie genau wissen, wie es sich anfühlt, an diesem sicheren Ort zu sein. [*Pause*]
Bleiben Sie noch einen Augenblick an Ihrem Ort und genießen Sie das angenehme Gefühl von Sicherheit und die Geborgenheit, die Ihnen Ihr Ort gibt. [*Pause*]
Damit Sie jederzeit an Ihren sicheren Ort zurückzukehren können, legen Sie jetzt ein Zeichen fest, mit dessen Hilfe Sie jederzeit an Ihren sicheren Ort gelangen können. Vielleicht nutzen Sie eine kleine Körpergeste. Verbinden Sie die Geste mit Ih-

rem Ort, indem Sie die Geste jetzt ausführen und gleichzeitig noch einmal ganz intensiv an Ihren sicheren Ort denken. [*Pause*]
Sie haben nun Ihren sicheren inneren Ort mit dieser Geste verknüpft. Wann immer Sie die Geste machen, können Sie an den sicheren Ort gehen.
Spüren Sie jetzt bitte noch einmal, wie gut es Ihnen an diesem sicheren Ort geht und kommen Sie dann bitte wieder zurück in den Raum, in dem Sie sich befinden.«

In einer kurzen Nachbesprechung kann nun der Hinweis erfolgen, dass der Klientin niemand mehr ihren sicheren inneren Ort nehmen kann. Die Fähigkeit, ihn zuverlässig mit allen seinen Facetten wiederherzustellen und genau im richtigen Moment wieder abzurufen, bedarf jedoch Training. Es sollte anfangs am besten zweimal täglich geübt werden. Gut geeignet sind die Zeitpunkte vorm Schlafengehen und nach dem Wachwerden. Nach ca. drei Wochen sollte der sichere innere Ort so fest etabliert sein, dass er eine dauerhafte, verlässliche und ungemein hilfreiche Ressource darstellt.

Tresor
Die Tresorübung ist eine Imaginationsmethode, um sich unbequemer oder belastender Empfindungen oder Erinnerungen vorrübergehend zu entledigen (Huber, 2009). Die Empfindungen sind nicht weg, sondern werden an einem sehr sicheren und verschlossenen Ort aufbewahrt – so lange, bis die Klientin sich entscheidet, den Tresor wieder zu öffnen.

Übung • Instruktion Tresor

»Bitte setzen Sie sich bequem hin. Wenn Sie möchten, können Sie die Augen schließen oder auch den Blick offen ruhen lassen. Sie können sich vorstellen, wie Sie alles, was Ihnen im Moment zu viel ist, die Bilder, die Gedanken und die Gefühle, mit denen sie sich momentan nicht beschäftigen möchten, an einen Platz tun, an dem Sie das aufbewahren, was Sie gerade nicht in Ihrer Nähe haben wollen. Einen Platz, an dem ein Tresor oder ein Safe steht. So ein Tresor steht oft in einem besonderen Gebäude. Vielleicht ist das Gebäude schön, angenehm oder hell? Vielleicht massiv und ehrwürdig? Vielleicht ist es auch ganz anders? Nun nähern Sie sich dem Gebäude und betreten dann den Eingangsbereich. Es gibt hier vielleicht eine Treppe oder einen Gang, der weiterführt in Richtung Tresorraum. Sehen Sie sich in Ruhe um. Was sehen Sie alles? Nach einiger Zeit kommen Sie an eine Tür. Welche Beschaffenheit hat diese Tür? Wie groß ist sie? Welches Geräusch hören Sie, wenn Sie daran klopfen? Was besitzt sie für einen Öffnungsmechanismus? Sie allein bestimmen, mit welcher Sicherheitstechnik sie ausgestattet ist. Gehen Sie nun hindurch. Und dann gehen Sie zu Ihrem eigenen sicheren Tresor oder Spezialbehältnis. Stellen Sie sich den Tresor bzw. das Behältnis jetzt ganz genau vor. Aus welchem Material ist es gemacht und welche Farbe hat es? Welche Struktur hat die Oberfläche? Wie dick sind die Wände? Welche Form hat es? Welche weiteren Sicherheitsvorkehrungen gibt es? Sehen Sie es sich in aller Ruhe an. Wichtig ist, dass Sie sich genau überlegen, wie das sichere Behältnis zu verschließen ist. Schließlich werden nur Sie allein wissen, wie dieser Tresor sicher zu verschließen und auch wieder zu öffnen ist. Es kann eine geheime Technik oder sogar Magie verwendet werden. Ihrer Fantasie ist keine Grenze gesetzt. Überprüfen Sie in Ruhe den Öffnungs- und Verschlussvorgang. Innerhalb des Tresors gibt es Fächer, vielleicht sogar separat gut zu verschließende Fächer und davon ausreichend viele. Dort hinein können Sie alles tun, was Sie gerade nicht bei sich haben wollen. Alles, was Sie jetzt gerade loswerden wollen. All den Ballast, der zwar irgendwie wichtig ist, aber vielleicht gerade heute einmal nicht sein muss. Sondern gut aufgehoben werden kann, gut gesichert, sodass Sie es wiederfinden können, wenn es notwendig sein sollte. Verstauen Sie nun sorgfältig die Gedanken, Erinnerungen oder Gefühle, die Sie im Moment nicht bei sich haben möchten. Nehmen Sie sich Zeit und suchen Sie sich Ihre eigene Ordnung für die Ablage. Und dann nehmen Sie sich auch Zeit, ganz in Ruhe den Moment zu finden, wann Sie die Tür wieder schließen, wobei Sie bemerken können, wie gut und sicher die Tür schließt. Und dann vielleicht einen Schritt zurück gehen und nachspüren, wie es nun ohne das Belastende ist, wie Sie dadurch ein wenig leichter atmen oder sich unbeschwerter fühlen. Welche ersten Gedanken und Gefühle werden nun stattdessen kommen? Für welche positiven und angenehmen Empfindungen ist nun wieder Raum in Ihnen geschaffen worden? Womit möchten Sie sich heute gerne noch beschäftigen? Nehmen Sie Ihre ersten Ideen mit. Verlassen Sie nun den Tresorraum und denken Sie daran, auch die Sicherheitstür des Gebäudes zu verschließen. Gehen Sie zurück in Richtung Eingangsbereich und verlassen Sie das Gebäude. Nehmen Sie das Tageslicht wahr und finden Sie allmählich den Weg hierher in den Raum zurück. Nehmen Sie die eigenen Körpergrenzen wieder wahr, den Kontakt des Körpers mit Stuhl und Boden. Registrieren Sie alles und spüren Sie, wie Ihre Aufmerksamkeit wieder hierher in den Raum zurückkehrt.«

4

Übung • Instruktion Endboss (Enbodiment für Jugendliche)

- breitbeinig und lässig sitzen
- bequem zurückgelehnt
- der Kopf ist gerade
- das Kinn etwas vor
- Hände auf die Armlehne oder in die Seiten auf die Hüften gestemmt
- sich ein wenig breiter machen
- sich etwas mehr Raum nehmen als sonst
- ein freundliches und dabei leicht überlegenes Lächeln aufsetzen
- ein ganz kleines Nicken in die Runde wie zu einem Publikum
- wie eine großzügige wohlmeinende Königin bei einem öffentlichen Auftritt
- wir stehen für Nachsichtigkeit, Frieden, Gerechtigkeit und Stärke

- beide Füße stehen fest auf dem Boden
- selbst die Sicherheit spüren und nach außen hin ausstrahlen
- dann *dreimal* tiefe langsame Schlürfatmung, wie durch einen Strohhalm mit gespitzten Lippen, wie einen edlen Cocktail in sich einsaugen
- den Erfolg, den Stolz und das Gefühl tun zu können, was auch immer man sich vornimmt, genießen
- und langsam – durch gespitzte Lippen – wieder auspusten
- alle Probleme einfach wegpusten
- der Brustkorb weitet sich
- der Blick wird weit und klar…
- Alles ist möglich! Du bist der Boss!

Emotionsregulation unterdrückter Gefühle (Sulz, 2021)
Das Ziel der Übung ist es, eine verbesserte Handhabbarkeit und Aushaltbarkeit sehr starker Gefühle zu erfahren.

Übung • Instruktion Emotionsregulation

»Wenn unterdrückte Gefühle an den Tag kommen, ist es manchmal schwer, sie situationsentsprechend zu dosieren und zu kontrollieren. So kann es sein, dass kleine Begebenheiten sehr große Traurigkeit und andere extreme Wut oder Angst auslösen. Sehr starke Gefühle können sich überflutend anfühlen. Schaffen Sie sich eine geschützte Atmosphäre, wo Sie ungestört sind.
- Vergegenwärtigen Sie sich den Anlass Ihres Gefühls.
- Nehmen Sie Ihren Körper, Ihren Brustraum wahr.
- Spüren Sie Ihr Gefühl.
- Atmen Sie weiter.
- Lassen Sie Anspannungen los.
- Lassen Sie zu, dass das Gefühl da ist.
- Lassen Sie zu, dass das Gefühl intensiver wird.
- Seien Sie voll Gefühl. Seien Sie im Gefühl. Seien Sie das Gefühl.
- Nehmen Sie sich wahr, nehmen Sie wahr, dass Sie es sind, die fühlt, das Gefühl hat, das Gefühl handhabt, mit ihm umgeht und es hält.
- Nehmen Sie wahr, wie das Gefühl wieder abnimmt, ohne dass Sie etwas tun.
- Seien Sie dankbar, dass das Gefühl da war und dass Sie es da sein lassen konnten.
- Sagen Sie zu sich selbst: ›Ich akzeptiere meine *Angst* und liebe und respektiere mich so, wie ich bin.‹ Atmen Sie dreimal tief in den Bauch.
- Beobachten Sie, welches Gefühl sich nun danach langsam einstellt.«

Integration der Emotionsregulation

»Bitte stellen Sie sich in die Mitte des Raums und nehmen eine Körperhaltung ein, in der Sie dem auslösenden Thema oder der Situation nachspüren und es in der Haltung und Mimik zum Ausdruck kommt.

- Was wurde emotional am stärksten spürbar?
- Wie fühlt sich der Körper an?
- Welche gedanklichen Schlussfolgerungen ergeben sich daraus im Nachhinein?«

4

Achtsamkeit und Emotionsregulation

Die Notwendigkeit für verbesserte Emotionsregulationsstrategien liegt auf der Hand. Kaum eine psychische Störung kommt ohne Beeinträchtigung der Emotionsregulation daher, ganz besonders nicht im Kontext von Traumafolgestörungen. Es geht also um Übungen zur Kontrolle und Regulation von Gefühlen. An dieser Stelle seien Verfahren genannt wie beispielsweise die Meditation und achtsamkeitsbasierte Stressreduktion nach Kabat-Zinn (2013). Eine kleine Auswahl von Übungen zum Einstieg in diesen thematischen Bereich finden Sie in den folgenden Abschnitten.

Achtsamkeit im Traumakontext. Achtsamkeit ist eine gezielt gelenkte, bewusste Aufmerksamkeit. Achtsamkeitsübungen können gezielt die Sinneswahrnehmung, Aufmerksamkeit, Selbst- und Fremdwahrnehmung erhöhen sowie die Selbststeuerung verbessern. Im Traumakontext ist das eine willkommene Fokussierung hilfreicher Aspekte, denn gerade diese Bereiche werden durch Übererregung, Perseveration und dauernde Angst- und Stresszustände stark beeinträchtigt.

Wichtig

Achtsamkeitsübungen können im Traumakontext auch eine Überforderung darstellen. Stellen Sie sicher, dass Ihre Klientinnen hierfür die nötige Offenheit, Stabilität und Fokussierungsfähigkeit haben. Fragen Sie nach. Erläutern Sie die Vorteile aber unbedingt auch, worauf es zu achten gilt. Es sollte niemand über Grenzen gehen und wenn sich etwas nicht gut anfühlt, sollten Sie die Übung lieber unterbrechen und etwas anderes anbieten oder ggf. reorientieren.

Durch Achtsamkeit im Hier und Jetzt zu sein, kann helfen, Stress zu reduzieren und Gedankenkreisen zu unterbrechen. Innere Ruhe und Gelassenheit werden verstärkt. Verbesserte Achtsamkeit bedeutet auch, weniger zu bewerten. Die eigenen Gedanken und Handlungen werden neutraler oder sogar wohlwollender beobachtet – und weniger bewertet. Wenn Achtsamkeit gut trainiert ist, kann sie wie ein innerer Distanzgeber funktionieren. Starke Gefühle von Panik oder Angst können durch die innere Beobachtungshaltung abgemildert werden.

Gerade im Buddhismus hat die Achtsamkeit einen hohen Stellenwert. Achtsam sein bedeutet, ganz in der Gegenwart, im Hier und Jetzt zu sein und sich seiner Gefühle, Gedanken und Handlungen in jedem Augenblick voll bewusst zu sein. Im Traumakontext sind Klientinnen von dieser expliziten Fähigkeit zumeist eher weit entfernt, jedoch ist es durchaus möglich, diese Fähigkeiten mit Geduld und Übung zu verbessern und sogar in den Alltag zu integrieren. Nach dem Einüben in den Beratungssitzungen sollen die Klientinnen beginnen, die Übungen, die ihnen am meisten guttun, zu Hause in ihren Alltag zu integrieren.

Übung • Instruktion: Erstes Kennenlernen der Achtsamkeit

Setzen Sie sich hin. Am besten an einen Ort, wo Sie ungestört sind. Schließen Sie nach Möglichkeit Ihre Augen. Das hat den Vorteil, dass Sie Ihre Umwelt besser ausblenden können. Richten Sie Ihre Aufmerksamkeit auf Ihren Körper. Zuerst auf die Füße, wie sie auf dem Boden stehen, Ihren Rücken, wie er gegen die Lehne drückt. Nehmen Sie Ihre Hände wahr und dann Ihren Kopf, wie sanft er ganz gerade auf Ihrem Hals sitzt. Richten Sie Ihre Aufmerksamkeit auf Ihre Gefühle. Versuchen Sie zu spüren, wie es Ihnen jetzt gerade geht. Wo in Ihrem Körper sitzt dieses Gefühl? Richten Sie Ihre Aufmerksamkeit auf Ihre Gedanken. Stellen Sie sich vor, Sie sollen Ihre Gedanken aufschreiben. Beobachten Sie, was für Gedanken auftauchen. Nehmen Sie einen tiefen Atemzug und öffnen Sie langsam wieder die Augen.

Instruktion: Achtsamkeit gegen Angstgefühle

Legen Sie sich hin oder setzen Sie sich möglichst bequem auf einen Stuhl.

Schließen Sie, wenn es sich für Sie gut anfühlt, die Augen und versuchen Sie, Ihren Atem einfach fließen zu lassen. Achten Sie darauf, wo Sie Ihren Atem fühlen (z.B. die Innenseite der Nasenflügel, Bauchdecke, Brustkorb). Spüren Sie das Ein- und Ausatmen und das Heben und Senken der Bauchdecke. Die Atmung geschieht wie von selbst, versuchen Sie, sie nicht zu beeinflussen.

Wenn Ihr Verstand abwandert oder abgelenkt wird, kehren Sie ganz in Ruhe wieder zur Konzentration auf die Atmung zurück. Dies ist der zentrale Aspekt der Übung. Gedanken kommen und gehen wieder, versuchen Sie, sie nicht zu bewerten, oder sich von ihnen aus der Ruhe bringen zu lassen. Beobachten Sie das Vorbeiziehen Ihrer Gedanken mit einem inneren Abstand und kehren Sie einfach immer wieder zurück auf Ihre Atmung. So stärken Sie Ihre Kompetenz, sich von Ihren eigenen Gedanken zu distanzieren, was sehr hilfreich in vielen Situationen sein kann.

Machen Sie die Übung am Anfang etwa 10 Minuten lang. Versuchen Sie, die Erfahrung des Beobachtens, ohne zu bewerten, in Ihren Alltag aufzunehmen.

Kleine Auszeit

- Halten Sie beide Hände vor Ihr Gesicht, sodass sie fast Ihr Gesicht berühren.
- Wenn Sie können, schließen Sie Ihre Augen.
- Konzentrieren Sie sich voll und ganz auf Ihre Hände und auf Ihr Gesicht.
- Verweilen Sie einen kurzen Augenblick so.
- Nun drücken Sie die Hände vorsichtig und sanft auf Ihr Gesicht.
- Bleiben Sie nun einen Moment so und spüren Sie, wie die Hände auf Ihrem Gesicht liegen.

- Wirken Ihre Hände eher kühl und erfrischend? Oder warm und beruhigend?
- Nun entfernen Sie Ihre Hände wieder ein paar Millimeter von dem Gesicht.
- Versuchen Sie zu spüren, wie der Druck der Hände von Ihrem Gesicht weicht.
- Vielleicht fühlt es sich befreiend an. Vielleicht angenehm prickelnd. Vielleicht spüren Sie noch einen Moment dem Unterschied zwischen Berührung und Beinahe-Berührung auf Ihrer Gesichtshaut nach.
- Gehen Sie mit Ihrer Aufmerksamkeit wieder zu Ihren Händen und versuchen Sie, auch den Zwischenraum zwischen Händen und Gesicht bewusst zu spüren.
- Nun nehmen Sie Ihre Hände wieder ganz weg vom Gesicht und öffnen Ihre Augen.
- Spüren Sie, wie Ihre Gesichtshaut nun ganz langsam ihre individuelle Temperatur zurückgewinnt.

54321-Übung zur Reorientierung und Selbstberuhigung (nach Dolan, 2009)
Diese Übung ist im Traumakontext inzwischen sehr populär, was unter anderem daran liegen dürfte, dass sie so zuverlässig hilft, akut zu reorientieren.

Das Ziel ist, einen Ausweg aus »ewigem Drehen im Kopf« und beginnender Panik zu finden, im Hier und Jetzt anzukommen und ruhig zu werden. Im Grunde ist es eine ziemlich voraussetzungsfreie Übung, ein paar Minuten Zeit wären gut, in einem Rahmen, in dem man nicht unterbrochen wird.

Instruktion 54321-Übung

- Nehmen Sie Ihren Atem wahr und lassen Sie ihn den Rhythmus bestimmen.
- Benennen Sie (leise für sich, oder laut zu sich selbst oder Ihrem Gegenüber) *fünf Dinge* oder Eindrücke, die Sie gerade *sehen* (z. B. Ich sehe ein Blatt, das sich bewegt … Ich sehe die Zeiger einer Uhr … Ich sehe meine Nase … Ich sehe eine Tasse Tee … Ich sehe ein Regal …). Achten Sie dabei darauf, wie weit Ihr Blickfeld ist, auch wenn die Augen entspannt nach vorne schauen, nehmen Sie die Seitenbereiche wahr. Lassen Sie sich Zeit.
- Benennen Sie dann *fünf Geräusche*, die Sie gerade hören: Ich höre das Surren eines Rasenmähers … Ich höre ein Auto im Hintergrund … Ich höre ein Rascheln im Raum … Ich höre meinen Puls … Ich höre die Lüftung.
- Benennen Sie nun *fünf Körperempfindungen* (nicht Gefühle!), die Sie gerade spüren, z. B. Ich spüre meinen Po auf dem Stuhl … meinen rechten Fuß auf dem Boden … Ich spüre ein Kribbeln an der Nase … den Wind im Haar … ein Jucken im Nacken.

Sehen – Hören – Fühlen:

- Nun machen Sie dasselbe erst viermal, dann dreimal. dann zweimal und dann einmal (Und wenn Sie möchten, können Sie noch einmal von vorne anfangen).

Hinweis:

- Es ist in Ordnung, wenn Sie sich verzählen; versuchen Sie, sich immer wieder an die Reihenfolge zu halten.
- Wenn Sie etwas zwischendrin stört, benennen Sie es einfach.
- Sie können auch mehrfach dasselbe nennen, wenn der Eindruck dominant scheint.

Gedankenstopp

Die Gedankenstopp-Technik ist eine Methode aus der Kognitiven Verhaltenstherapie, um Perseveration (negative Gedankenketten und langes Grübeln) zu unterbrechen (Tyron, 1979).

Wenn Klientinnen sich in einer Stress- oder Angstsituation befinden und die Gedanken beginnen, immer wieder um ein und dasselbe negative Thema zu kreisen, ist es Zeit, aus dem Gedankenkarussell auszusteigen.

Das Ziel dieser Technik ist es, die Gedanken zu stoppen und somit den belastenden, wenig zielführenden Gedankenkreislauf zu unterbrechen. Es ist wichtig, den Gedankenfluss sehr abrupt zu unterbrechen, indem vorerst laut »Stopp« gerufen bzw. es sich später leise gedacht wird. Direkt danach sollte versucht werden, sich auf etwas Angenehmes zu konzentrieren. Zur Verstärkung des Effekts können Skills verwendet werden. Bspw. könnten Klientinnen sich zur Unterbrechung mit einem Gummiband am Handgelenk flitschen oder an einem Fläschchen mit Eukalyptusöl riechen. Es folgt eine Phase der bewussten Atmung: tiefes langsames Einatmen und noch langsameres und kontrolliertes Ausatmen. In der Vorstellung könnten die negativen Gedanken hierbei mit *ausgepustet* werden.

Es empfiehlt sich, schon im Vorfeld mit den Klientinnen zu erarbeiten, welche Gedanken in den entsprechenden Situationen gedacht werden und an welchen Gefühlen sie hängen.

Methode • Fragen zum Gedankenstopp

- Was sind typische Sätze, die Sie in solchen Phasen des Grübelns denken?
- Wie genau ist die Formulierung?
- Was denken Sie noch bei diesen Sätzen?
- In welchen Situationen passiert dies häufiger?
- Welches Gefühl herrscht dabei vor?
- Wie können Sie am ehesten bemerken, dass sich Ihre Gedanken im Kreis drehen?
- Was lenkt Sie zuverlässig ab?
- Angenommen, Sie stoppen die Gedanken und verwenden die Atemtechnik, was ist das Schöne oder Angenehme, mit dem Sie sich anschließen gezielt eine Weile beschäftigen können?

Tipp

Je öfter die Gedankenstopp-Technik verwendet wird, desto leichter können Klientinnen das Gedankenkreisen unterbrechen.

4.3 Soziales System

4

Die nächste wichtige Ebene der Systemischen Traumaberatung ist die soziale Ebene. Soziale Beziehungen und Netzwerke stellen für sich genommen potenziell immer Ressourcen dar. Im systemischen Ansatz interessieren wir uns zielgerichtet für die Beziehungen im Klientensystem, um mehr über zirkuläre Zusammenhänge erfahrbar zu machen. Eine Mehrpersonenperspektive im System der Klientinnen bietet neben dem Finden von Ressourcen auch immer die Möglichkeit, Chancen aber auch Risiken innerhalb der eigenen Beziehungsmuster zu erkennen (s. Kap. 5). Im Folgenden soll das Potenzial dieser Ebene vor allem für den Fokus auf stabilisierende Faktoren genutzt werden.

4.3.1 Die Life Map: Beziehungen und Netzwerke

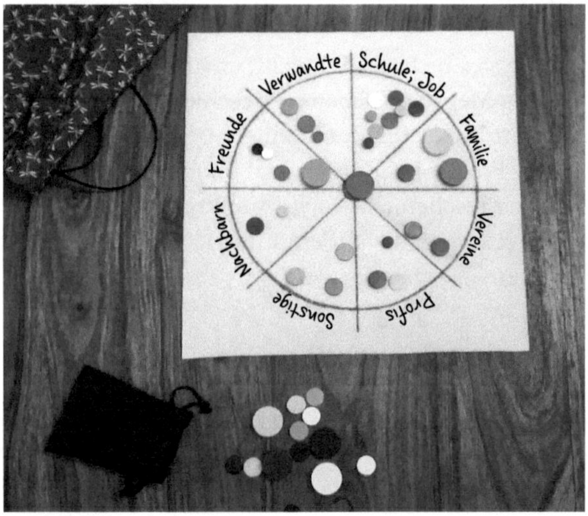

Abbildung 4.3 Kreatives Life Map-Material

Die Abbildung zeigt eine kreativ gestaltete Life Map mit Material zum wiederholten Verwenden. Es reichen aber auch Stift und Papier. Das Ziel dieser Methode ist das Erkunden von sozialen, interpersonalen und personalen Ressourcen im Klientensystem. Es dient der Stabilisierung, der Anamnese, der Diagnostik und der Visualisierung von Netzwerken.

Die Life Map ist an die sog. Eco-Mapping-Methode angelehnt und mit speziellen lebensweltlichen systemischen Fragen und Interventionen zur Ressourcenaktivierung ergänzt (Budde & Früchtel, 2009). Es ist eine spezielle Art der Netzwerkkarte, die auf dem Modell des Sozialen Atoms (Moreno, 1974) und der V.I.P. Card (Lempp, 2002) basiert. In den abgebildeten acht Feldern finden sich unterschiedliche Bereiche oder auch Systeme, in denen die Menschen aufgeführt werden, die eine Relevanz für das Klientensystem haben. Folgende Felder/Kategorien haben sich bewährt: Freunde, Familie, Verwandte, Schule/Job, Nachbarn, Verein, Profis (Helfersystem), Sonstige.

Die Map erfasst im Gegensatz zu anderen Netzwerkarten soziale Ressourcen in erster Linie quantitativ. Die Menge der unterschiedlichen Personen um die Klientinnen herum hat schon allein visuell einen eindrücklichen und bestärkenden Effekt. Es lohnt sich die Klientinnen einzuladen, die fertige Aufstellung einen Moment auf sich wirken zu lassen: »Dies ist ihr soziales Netz.« Sie können es auf einem Flipchart gestalten.

Die einzelnen Personen bilden durch die Besonderheiten ihrer Person bereits »personale Ressourcen« ab, die im ersten Teil der Intervention gezielt erfasst werden. In einem zweiten Arbeitsschritt werden außerdem die unterschiedlichen Beziehungen, ihre Qualitäten und ihre Besonderheiten – im Folgenden »interpersonale Ressourcen« genannt – erfasst. Die Life Map dient auch dazu, Basisdaten über Netzwerke zu filtern und visuell abzubilden. Dies geschieht mithilfe der Aufstellung im 8-Felder-Modell und im Folgenden mit einer »Ressourcen-Lupe«, einer Sammlung von geeigneten Fragen, die für die Klientinnen hilfreich sein können, um ihr vorhandenes soziales Netzwerk-Potenzial zu analysieren.

Beachten Sie bitte, dass es nicht darum geht, einen Fragebogen abzuarbeiten, lassen Sie den Klientinnen Zeit. Menschen leben in Geschichten und es kann hilfreicher sein, diesen zuzuhören, anstatt Punkt für Punkt einem bestimmten Frageschema zu folgen. Lassen Sie sich von den Fragen inspirieren und benutzen Sie vor allem diejenigen, die Ihnen besonders nützlich erscheinen. Auch Mimikresonanz und Haltungsänderungen können wertvolle Hinweise sein, die auf emotionale Spannungsänderungen hindeuten und zurückgespiegelt werden können.

Methode

Schritt 1a: Aufstellung. Sammeln Sie mit den Klientinnen, die Personen im Sinne der acht Felder und zeichnen Sie sie als kleine Kreise in die Felder ein. Wenn Klientinnen auf der Map in einzelnen Bereichen inhaltlich variieren möchten, geben Sie diesem Wunsch statt. Bei manchen Personen kann es eine Art Aushandlungsprozess sein, wohin sie gehören – etwa bei Freundin oder Partner. Wo sollen sie stehen? Bei »Freunde« oder bei »Familie«? Eine solche Auseinandersetzung wäre beraterisch durchaus gewünscht. Im Zweifelsfall dürfen Personen auch in zwei Bereichen gleichzeitig auftauchen, wie z.B. Schulkameraden und Freunde. Die Symbolkraft, die durch unterschiedliche Farben besteht, sowie die Nähe und Distanz zur Mitte und untereinander sind wie in jeder Aufstellungsmethode aussagekräftige Faktoren.

Diese Faktoren müssen jedoch hier nur zur Kenntnis genommen und nicht vertiefend fokussiert werden.

Klientinnen sollten die Personen nach ihrem Gefühl auswählen. Parallel sollten die Personen schriftlich in einer Liste erfasst werden, um sie im zweiten Schritt mit der Ressourcen-Lupe genauer zu betrachten. Prinzipiell sind alle Personen erlaubt. Es kommt in diesem Schritt auf die Masse an, daher ist es auch erlaubt, Personen zu erfassen, zu denen man aktuell keinen Kontakt mehr hat, aber sich vorstellen könnte, diesen wieder aufzunehmen. Ebenso dürfen Verstorbene aufgestellt werden, wenn sie z. B. durch die Möglichkeit der Erinnerung eine Ressource abbilden. Auch geliebte Tiere dürfen mit aufgestellt werden. Personen, die keine Ressourcen darstellen (oder ambivalent beschrieben werden), dürften zwar notfalls aufgestellt werden, jedoch sollte dann gefragt werden, wozu. Wie notwendig bzw. hilfreich wäre diese Person für die Map? Angenommen, eine solche Person hätte eine verborgene positive Seite an sich, welche könnte das sein? Welche Ressource könnte diese Person möglicherweise in der Vergangenheit verkörpert haben, die ggf. auch in der Zukunft eine Rolle spielen könnte? Findet sich keine Ressourcen, sondern überwiegen negative Seiten, dürfen Sie den Klientinnen die Erlaubnis erteilen (dies auch so benennen!), eine Person nicht aufzustellen. Diese Erlaubnis kann besonders für Klientinnen hilfreich sein, die sich in einem Loyalitätskonflikt befinden, wenn sie jemanden nicht aufstellen möchten, aber das Gefühl haben, dies wäre nicht in Ordnung. Dies habe ich häufig in stationären Jugendhilfekontexten erlebt.

Schritt 1b: Fragen zu den personalen Ressourcen. Lassen Sie die durch die Aufstellung objektivierten Netzwerke auf die Klientinnen wirken. Ist es so stimmig? Fehlt noch etwas? Was könnte in Zukunft ergänzt werden?

Es geht um das Sichtbarmachen lebenspraktischer personaler und sozialer Ressourcen. Wer in meiner Umgebung ist potenziell in der Lage, mich zu unterstützen, zu fördern, mir den Rücken zu stärken? Wo gibt es bereits bestehende Verbindlichkeiten oder gar Pflichten? Was macht diese Personen aus, sodass sie für mich besonders hilfreich oder nützlich sind?

Beispiel • Fragen zu personalen Ressourcen

- **Wohnort:** Wer lebt in Ihrer Nähe?
- **Job, Ausbildung:** Wer ist ein guter Ansprechpartner für diese Fragen? Wer hat hier gute Kenntnisse?
- **Hobbys:** Wer ist richtig gut in seinem Hobby? Wer wäre in der Lage, Sie mit seinem Hobby anzustecken?
- **Vitamin B:** Wer ist gut vernetzt? Wer kennt sich aus und hat gute Verbindungen zu Einrichtungen, Firmen, Institutionen? Wer kennt weitere nützliche Personen, für welche Fragestellung?

- **Lebenserfahrung:** Wer hat besonders viel Lebenserfahrung? Wer hat schon einmal etwas völlig Verrücktes erlebt? Welche Krisen hat diese Person gemeistert?
- **Erfolge:** Wer ist besonders erfolgreich im beruflichen oder privaten Bereich? Wer ist für andere vielleicht sogar ein Vorbild?
- **Materielles:** Wer könnte Werkzeug verleihen? Wer hat gute finanzielle Mittel? Wer besitzt besondere Dinge, die z. B. für aktuelle Fragestellungen eine Ressource sein könnten?
- **Mobilität:** Wer könnte Sie notfalls irgendwo hinbringen? Wer ist für Sie meistens gut erreichbar?
- **Besondere Eigenschaften und Fähigkeiten:** Wer könnte Ihnen bei Computerproblemen helfen? Wer würde beim Tragen helfen, wenn Sie umziehen würden? Wer ist ein besonders guter Zuhörer? Wer kann andere Sprachen? Wer ist stark und könnte Sie bei Schwierigkeiten beschützen? Wer könnte Sie verstecken?

Es ist wichtig, die herausstechenden Antworten zu dokumentieren, sie können beispielsweise kopiert und den Klientinnen zur Verfügung gestellt werden. Die Aufstellung auf der 8-Felder-Map kann fotografiert werden. Die generierten Informationen dienen als diagnostische Basisdaten und sind außerdem eine nützliche Informationsgrundlage für den weiteren Verlauf.

Methode

Schritt 2: Alltagstransfer. In diesem Schritt ist das primäre Ziel, über einen Alltagstransfer (konkrete Beispiele), die Qualität der Beziehungen und Netzwerke zu überprüfen und zu verfestigen. Die Klientinnen haben jetzt die Gelegenheit, genauer zu differenzieren und besondere Attribute von Personen und insbesondere individuellen Beziehungen in ihrem Netzwerk zu erfassen. Hierzu sind einige Fragen hilfreich, die im Sinne einer »Ressourcen-Lupe« zu den einzelnen Personen und Beziehungen gestellt werden können.

Beispiel • Fragen zu interpersonellen (wechselseitigen) Ressourcen und Verbindlichkeiten

- Mit wem verbringen Sie gerne Ihre Zeit?
- Mit wem haben Sie schon mal eine abenteuerliche Situation erlebt? Was passierte da?
- Wem haben Sie schon manchmal Ihre Zeit geschenkt, als er oder sie dies brauchte?
- Wer war Ihnen schon einmal dankbar? Wofür?
- Wem haben Sie schon einmal etwas geliehen?
- Wer hat Sie schon einmal um Ihre Hilfe gebeten?

- Auf wen können Sie sich in Notsituationen verlassen?
- Wer bezeichnet Sie als guten Freund bzw. als gute Freundin?
- Was würde diese Person sagen, zeichnet Sie besonders als guten Freund bzw. als gute Freundin aus?
- Mit wem verbringen Sie gerne Zeit, wenn es Ihnen gut geht?
- Zu wem würden Sie gehen, wenn es Ihnen nicht so gut geht?
- Mit wem teilen Sie Sorgen?
- Mit wem teilen Sie Hobbys?
- Auf wen ist Verlass? Wer würde das auch über Sie sagen?
- Für wen steht Ihre Tür immer offen? Wessen Tür steht jederzeit für Sie offen?
- Mit wem haben Sie zuletzt telefoniert? Geschrieben?
- Wem haben Sie schon einmal etwas Gutes getan? Was war das?
- Wenn Sie eine Reise für drei bis vier Personen gewinnen, wen würden Sie mitnehmen? Was zeichnet diese Personen als gute Reisebegleiter für Sie aus?
- Wer hat Sie schon einmal mit etwas überrascht, womit Sie nicht gerechnet hatten?
- Wer hat Sie schon mal gelobt? Für was wurden Sie gelobt?
- Wer darf Sie kritisieren? Von wem können Sie dies gut annehmen? Wie erklären Sie sich das?
- Mit wem haben Sie schon mal eine wilde Party gefeiert?
- Wem haben Sie schon mal einen kleineren oder größeren Gefallen getan? Was war das konkret?
- Wer kennt Sie gut? Wie kommt das?

Nehmen Sie sich Zeit für den Alltagstransfer. Fragen Sie sehr genau nach. »Wann, wo, wie genau sind die Ressourcen nützlich?«, »Welche Bedeutung hat dies für Sie emotional?« Details und Beispiele bewirken eine Art der Imagination. Lassen Sie Ihre Klientinnen Ihre Geschichten erzählen. So wird das Gesagte greifbarer und konkreter. Der Vorteil ist, dass die Klientinnen sich als Expertinnen über ihre persönlichen Verbindungen erleben und ein verstärktes Bewusstsein darüber erlangen, wie gut sie in ihr soziales Netz eingebunden sind. Dieses Bewusstsein schafft Stabilität und ein Gefühl der sozialen Kohäsion.

Abschlussintervention. Es empfiehlt sich, die gesammelten Daten aus der Sitzung den Klientinnen in einem Feedbackgespräch zur Verfügung zu stellen, um ihnen eine Perspektive auf ihre soziale Vernetzung und ihre interpersonellen Ressourcen zu eröffnen. Hierzu wäre es gut möglich, z. B. eine systemische Abschlussintervention zu nutzen.

Machen Sie nach der Ressourcen-Lupe eine kurze Pause und nutzen Sie diese für ein paar kurze Notizen. Die gesammelten Informationen dienen als Grundlage für Ihr Feedback an die Klientinnen. Fassen Sie das Gehörte kurz zusammen. Bemerken Sie, wie sehr es Sie beeindruckt. Geben Sie eine Rückmeldung darüber, wie Sie Ihre Klientinnen in ihren Beschreibungen situativ wahrgenommen haben und konnotieren Sie positiv, was Sie dabei beobachten konnten. Konnotieren Sie abschließend die Stärken der Beziehungen und die personalen und interpersonalen Aspekte. Vergeben Sie einige (wenige) ausgewählte Hinweise, Komplimente oder Metaphern und wenn es sich anbietet, geben Sie Ihren Klientinnen eine (Selbst-)Beobachtungsaufgabe, die ihnen hilft, den Blick für weitere Ressourcen zu schärfen.

Beispiel • Beobachtungsaufgabe

Als Hausaufgabe dürfen Klientinnen darüber nachdenken, was sie als gute Freundinnen, Ehepartnerinnen oder Mütter ausmacht. Welche Aspekte fallen ihnen im Alltag ins Auge? Welche Effekte hat das auf andere?

4.3.2 Figuren-Aufstellungen

Kamerafunktion als Distanzgeber

Ein Klientensystem aufzustellen ist eine mächtige Intervention. In dieser Methode nutzen Sie ein System- oder Familienbrett und entsprechende Figuren. Die Klientinnen stellen die Figuren, die diejenigen Menschen repräsentieren, die eine Bedeutung für ihr Anliegen haben, auf dem Brett auf. Dabei sollen sie so platziert werden, wie es dem inneren Erleben der Klientin von Nähe, Distanz und Blickrichtung der einzelnen Repräsentanten entspricht.

Die Figurenaufstellung kann Klärungsprozesse unterstützen, helfen, Ressourcen im System zu entdecken, oder auch neue Möglichkeitskonstruktionen überprüfbar machen. Im Traumakontext empfiehlt sich beim Aufstellen von Figuren eine zusätzliche Perspektive einzuflechten. Ich empfehle einen Kameramann oder Kamerafrau als Zoom- bzw. Distanzgeberperspektive. Hierzu wird eine Figur mit dieser Funktion an den Rand des Brettes bzw. der Aufstellung positioniert. Die Kamera hat eine Pausefunktion mit Standbild sowie einem optischen Zoom und sie kann aufgrund von Regieanweisungen die Position im Bild verändern, damit sie verschiedene Perspektiven erzeugt. Hierbei kann sie sogar wie eine Drohne einen Blick von oben gestatten.

Vor Beginn einer Figuren-Aufstellung wird immer eine kleine Auftragsklärung gemacht. Es sollte ein Anliegen, ein Thema oder ein Problem benannt werden, mindestens jedoch der ursprüngliche Beratungsauftrag wiederholt werden, um feststellen zu können: »Das lohnt sich vielleicht einmal aufzustellen, um neue Aspekte oder Lösungsideen zu entdecken.«

Ist-Stand und Wirklichkeitskonstruktion

Auf einer nach Möglichkeit quadratischen Fläche mit Rand sollen nun die Figuren aufgestellt werden. Zu Beginn stellt die Klientin eine Figur für sich selbst auf, wir nennen diese Figur *Fokus*. Auf dem Brett oder der Unterlage werden nun nach und nach die wichtigen Menschen als Figurenrepräsentanten gestellt, so wie es dem inneren Erleben der Klientin gerade entspricht. Ziel dieses Schrittes ist, dass das innere Bild der aktuellen Situation spontan projiziert wird. Es könnte auch sein, dass weitere Menschen, verdeckte

Ressourcen oder unbekannte Aspekte sozusagen »Etwasse« im Verlaufe der Aufstellung noch nützlich werden. Diese Repräsentanzen stehen aber vorläufig nur im Standby, ganz am Rand der Aufstellung. Die unbekannten Aspekte sind wie Joker, die bei Bedarf noch hinzugezogen werden dürfen, ich nenne sie gerne *freundliche Fragezeichen.*

Nähe, Distanz sowie Blickrichtung der Figuren zueinander ergeben sich phänomenologisch, das bedeutet, dass diese Aspekte vor allem einem spontanen Gefühl oder Eindruck der Klientin entsprechen. Es ist lohnend, die Klientinnen dazu einzuladen, »aus dem Bauch heraus« die Figuren aufzustellen. Wenn alle Figuren aufgestellt sind, fragen Sie die Klientin, ob nun alles stimmig ist. Verschiedene Blickwinkel dürfen ausgetestet und die Figuren bei Bedarf nachjustiert werden.

Danach beginnt ein kleines Interview, beginnend mit der Frage »*Was ist nun anders*, wenn Sie darauf schauen?«. Es werden anschließend die einzelnen Perspektiven nachvollzogen, indem insbesondere phänomenologische Aspekte abgefragt werden. Begonnen wird mit dem Fokus.

Beispiel • Phänomenologische Fragen an den Fokus

- Was ist jetzt, wenn Sie auf den Fokus schauen?
- Was kommt vielleicht in Ihnen hoch?
- Welche Impulse verspüren Sie?
- Was bewegt diese Figur im Moment?

Auch die anderen Figuren werden einbezogen:

- Was ist aus dieser Position zu sehen?
- Wie ist es wahrscheinlich, dort auf dieser Position zu sein?
- Was könnten Gefühle, Gedanken, Impulse sein?

Die Kamerafigur darf sich frei bewegen und verschiedene Aufnahmepositionen testen:

- Wenn die Kamera das Gesicht von … nun von nahem aufnimmt, was könnten wir in dem Gesicht lesen?
- Was würde uns der Blick sagen?
- Welche Körperhaltung ist zu sehen?
- Welcher inneren Haltung könnte das entsprechen?
- Wenn die Kamera im Weitwinkel zwei Menschen aufnimmt, was würde sie über die Beziehung an die Zuschauer transportieren?

Wenn Gesichter z. B. enttäuscht oder wütend schauen, darf eine Perspektive von weiter weg versucht werden – vielleicht, bis die Gesichtszüge nur noch zu erahnen sind – bis es sich aushaltbarer anfühlt für den Moment.

Die Kamera darf auch Positionen hinter den Repräsentanten versuchen: Was kann von hier aus alles gesehen werden oder vielleicht nicht so gut gesehen?

Die Kamera nimmt aber auch Figuren am Rand in den Blick:

- Was ist nun hier bei ... (einzelne Menschen) anders geworden?
- Wie schauen die Gesichter der einzelnen Figuren?
- Wer hat vielleicht etwas zu sagen?
- Welche Impulse entstehen hier? (Vielleicht möchte sich noch etwas hinzugesellen? Eine Ressource? Ein Mensch? Ein Aspekt, der bisher noch im Schatten stand, nun aber wichtig geworden ist?)

Egal, ob neue Aspekte hinzukommen oder nicht, die Kamera könnte abschließend für dieses Bild nochmal das Gesicht des Fokus aufnehmen. Was können wir jetzt hier sehen?

Metaebene:

- Was ist nun anders als vor (ca.) 30 Minuten?
- Welche Informationen sind hinzugekommen?
- Was war wichtig?

Soll-Werte und Möglichkeitskonstruktion

Als Variante oder als Erweiterung könnte die Aufstellung sich in Richtung (verbesserter) Zukunft entwickeln. Mit Blick auf die Aufstellung aus Schritt 1 könnte beispielsweise gefragt werden:

- Wenn es nur ein kleines bisschen besser werden würde, was wäre dann anders?
- Wenn Sie Ihrem Veränderungsanliegen, Ihrem Ziel oder Ihrer Lösung näherkommen würden oder es bzw. sie gar erreichen könnten, wie würde sich die Aufstellung verändern?
- Angenommen, Sie erreichen Ihr Ziel, wie würde Ihre Aufstellung dann aussehen?

Aus einer nichtwissenden und konstruktneutralen Haltung heraus fragen wir:

- Was hat sich jetzt verändert?
- Schauen wir auf den Fokus, was ist nun für ihn anders?
- Was hat sich verbessert?
- Was ist jetzt vielleicht möglich, was vorher noch nicht möglich war?
- Was brauchte es für diese Veränderung?
- Wie kann dieses Bild stabilisiert werden, damit es die Kraft hat, zu überdauern?
- Sind alle Ressourcen und wichtigen Menschen so positioniert, dass es stimmig ist?

Kamera:

- Gesichter und Beziehungen werden cineastisch eingefangen – Welche Bilder können wir sehen?
- Bild von oben: Wie stimmig ist es nun?
- Wie zufrieden sind Sie damit?
- Was zeigen die Figuren für eine Körpersprache (Mimik & Haltung)?

Metaperspektive:

- Was ist nun anders?
- Was ist vielleicht hinzugekommen?
- Was könnte der erste kleine Schritt sein, den Sie nun sehr bald oder sogar sofort tun können, um diesem Bild ein wenig näherzukommen?

5 Phase V: Systemrelevante Muster erkennen

Verschiedenste Bereiche des menschlichen Lebens unterliegen der Musterbildung. Muster haben immer eine Funktion. Sie dienen der Effizienz, dem Überleben und der Komplexitätsreduktion. Musterbildung beeinflusst unsere Wahrnehmung, unsere Bewegungsabläufe, unser Denken und Fühlen sowie unsere Kommunikation. Im Traumakontext können problemassoziierte Muster eine besondere Bedeutung bekommen, wenn sie sich einschleichen und mit der Zeit als kaum mehr beeinflussbar erlebt werden. Im folgenden Teil werde ich Ihnen eine Auswahl an Methoden zur Verfügung stellen, die innere Muster und in der Folge auch Erlebens-, Beziehungs- und Kommunikationsmuster beobachtbar und beeinflussbar werden lassen.

5.1 Arbeit mit inneren Anteilen

Tipp

Nutzen Sie die Psychoedukationsmethode »Traumapersönlichkeit« (Abb. 3.4) oder auch das Modell »Innere Bühne« aus Abbildung 3.5, um die Logik des Inneren Teams herzuleiten.

Es gibt verschiedene psychologische bzw. psychotherapeutische Konzepte zu Veranschaulichung verschiedener Persönlichkeitsanteile. Im Kontext von Traumatherapie spricht man oft von Ego States, in der Systemischen Therapie ist es das Innere Team (von Thun & Stegemann, 2004), welches dieses Denk-Modell aufgreift und im Bereich der Tiefenpsychologie ist der Begriff der Teilearbeit sowie der Transaktionsanalyse geläufig. Für die Klientinnen und für den Prozess der STB erscheint es hilfreich, die unterschiedlichen Aspekte der Persönlichkeit zu kennen und zu verstehen. Für die STB liegt die Wahl des Inneren Teams nach Schulz v. Thun (2004) am nächsten, da er es seinerzeit ganz konkret für den Beratungskontext entwickelt hat. Kaum eine Methode ist so gut dazu geeignet, innere Muster und dazugehörige Muster auf der äußeren Beziehungsebene zu offenbaren wie das Innere Team von Schulz von Thun. Die verschiedenen

Seiten einer Persönlichkeit – Persönlichkeitsanteile – werden als ein metaphorisches inneres Team externalisiert. Im Kontext Systemischer Traumaberatung begegnen den Beraterinnen häufig verletzte innere Teammitglieder.

5.1.1 Zugang zur Methode des Inneren Teams im Traumakontext

Beispiel

Situation

Die Klientin ist wiederkehrend unzufrieden mit ihren eigenen Verhaltensmustern. Sie erlebt sich als unangemessen, nicht selbstgesteuert und emotional überfordert.

Ziele

- Innere Teammitglieder (im Folgenden ITM), z. B. ein verletztes inneres Kind (Kumbier, 2013), identifizieren und in seiner Bedürftigkeit anerkennen
- Teammitglieder, die als »Wächteranteile« für die verletzten Anteile des inneren Kindes fungieren, identifizieren und in ihrer Funktion wertschätzen, aber ggf. andere primäre Funktionsweisen und Aufgabengebiete (er-)finden
- eine innere Landkarte der Persönlichkeitsanteile des Inneren Teams erstellen, um innere Dynamiken besser zu begreifen
- Ressourcen der Teammitglieder entdecken und zugleich innere Widerstände gegen die Not und Bedürftigkeit traumatisierter Anteile abbauen

Dazu müssen die Bedürfnisse und Funktionen dieses Anteils (oder auch der anderen Anteile) erforscht werden.

Wichtig • Herstellen von informiertem Einverständnis

Es ist wichtig, Methoden nicht einfach »überzustülpen«, sondern die Klientinnen langsam und sorgfältig heranzuführen und zu informieren, wozu gerade diese Methode besonders sinnvoll erscheint. Die Auswahl der Methode wird so plausibilisiert. Anschließend lohnt sich immer die Frage, ob die Klientin einverstanden ist, diese anzuwenden. Daneben wird Methodentransparenz hergestellt, was bedeutet, dass die Methode nebst dazu passender Arbeitshypothese zumindest in den Grundzügen erklärt wird. Auch in medizinischen Kontexten ist dieses Vorgehen probat, hier wird von der »informierten Einwilligung« gesprochen (engl. informed consent; Neff, 2008).

Erste Zugänge zur Methode können beispielsweise auch über Sprachmuster der Klientinnen geschehen, die Sie dann aufgreifen. Auch emotionale oder somatische Zustände können Hinweise liefern. Klientin: »Ein Teil von mir will dann immer…«, »In diesen Momenten bin ich wie zerrissen …« oder »Es ist dann so, als sei ich jemand anderes«.

Das Konzept des Inneren Teams kann den Klientinnen dann im Rahmen der Psychoedukation und des »informed consent« erklärt werden (s. Kap. 3):

»Jede Persönlichkeit hat mehrere Seiten. Das kennen Sie auch von anderen Menschen. Wir ändern bei dieser Methode absichtlich die sprachlich gewohnte Ebene. Metaphorische Sprache ist oft anschlussfähiger als eine fachlich elaborierte Sprache und erreicht tiefere Ebenen des inneren Erlebens. Beispiele für metaphorische Sprache sind: *Vielschichtigkeit, mehrere Gesichter haben, die man in verschiedenen Kontexten zeigt, zwei Herzen schlagen in meiner Brust, meine verletzliche und meine Schokoladenseite etc.* Es geht um die Vorstellung, dass die verschiedenen Seiten der eigenen Persönlichkeit funktionieren wie ein inneres Team, mit Teamleitung und Teammitgliedern mit verschiedenen Rollenfunktionen und Besonderheiten.«

Das Ziel der Methode besteht darin, Kontakt zu seinen Anteilen zu bekommen und in gewisser Weise Beziehungsarbeit mit ihnen zu machen. Besonders zielführend ist es, die abgelehnten Teile besser kennenzulernen, anzunehmen, gut zu versorgen und zu integrieren. Aber auch die im Alltag besonders häufig aktiven Teammitglieder besser zu verstehen, kann zielführend sein. Bei Personen, die besonders stark, streng, rigide oder moralisch agieren, könnte eine Hypothese über eine »Wächter-Persönlichkeit« nützlich sein. Eine konkrete Differenzierung der Teammitglieder kann für den Prozess der STB nützlich sein. Die Rollen eines Inneren Teams auf der inneren Bühne (s. Tab. 5.1) sind vielfältig.

Tabelle 5.1 Auswahl an ITMs (Hoch & Schnelle, 2018)

Kontrolleurin	versucht, Beziehungen und Situationen im Außen zu kontrollieren
innere Richterin	oft rigide be- und verurteilend, z. T. als innere Stimme hörbar
Perfektionistin	überkorrekt bis zwanghaft, rational, versucht vor Fehlern zu schützen und grübelt viel
Managerin	Funktionsmodus, regelt alle Anliegen verbissen und kann gut organisieren
Versorgerin um jeden Preis: Mutter Teresa oder Gandhi	opfert sich augenscheinlich selbst, kann sich schwer abgrenzen, bewertet andere oft als selbstsüchtig
Sorgenmacherin	sucht ständig nach Gefahren oder Risiken, ist unruhig, bekommt Panik, Verlustangst, muss dauernd vorsorgen, oft dysfunktionale Kognitionen und Interpretationsgewohnheiten
Clown	ist laut, sucht Aufmerksamkeit, leicht hysterisch, macht oft Blödsinn auch auf eigene Kosten, agiert irrational und lenkt selbst negative Aufmerksamkeit entweder um oder auf sich selbst

die Weise	hält sich im Hintergrund, beobachtet, ist intuitiv und weitsichtig
Leisetreterin	angepasst und gefällig, verzichtet auf Spontanität, weil diese zu gefährlich erscheint
Brandstifterin (z. B. täteridentifiziert strafend)	z. B. Täterintrojekt: sadistisch, machtbesessen, unangemessen im Verhalten und emotionalem Erleben, selbstabwertend über massiv limitierende Glaubenssätze
die Verbannte (z. B. verletztes inneres Kind)	oft Kind(er) im Inneren Team, isoliert und gefangen in Scham und Schuld, verzweifelte Versuche, gehört zu werden: suchen nach Menschen, die sie erlösen können oder von denen sie erlöst werden können, suchen Liebe und Schutz und wollen Schmerz und Zurückweisung heilen, werden von den Wächteranteilen in die Verbannung geschickt
die Feuerbekämpferinnen und Retter-Teammitglieder	übernehmen Kontrolle, wenn Manager überfordert sind, wenn die Verbannten und ihre Affekte das System überschwemmen, oft assoziiert mit Suchtmitteln, Sensation Seeking, selbstverletzendem Verhalten, Essstörungen, Suizidgedanken, Promiskuität

5.1.2 Umsetzung der Methode des Inneren Teams mit Mapping und Checklist

Der Idee eines Mappings des Inneren Teams – also dem Erstellen einer visualisierten inneren Landkarte der eigenen Persönlichkeitsanteile – geht der Gedanke voraus, dass es für Klientinnen hilfreich sein könnte, einerseits einen Überblick über die vielfältigen Facetten ihrer Persönlichkeit zu erhalten und andererseits feststellen zu können, welche ITM welche Funktionen innehaben. Auch die Interaktionen zwischen diesen ITM können von Interesse sein. Welche ITM stehen sich näher als andere? Welche ITM haben Schnittmengen in ihren Funktionen und Motivationen? Durch die Exploration des Inneren Teams sind Klientinnen in der Lage, charakteristische Dynamiken kognitiv zu erfassen und auch emotional einen Zugang zu erlangen. Einflüsse der ITM oder auch Konflikte zwischen ihnen werden sichtbar. Gleichzeitig wahrt die Metapher Inneres Team eine sichere Distanz zum inneren Geschehen.

Bedenken Sie, dass die einzelnen ITM Widerstände erzeugen können, wenn es darum geht, erkannt zu werden oder gar etwas zu verändern. Sie halten an ihren Funktionen aus gutem Grund fest: Innere Stabilität oder sogar das Überleben könnte (früher) davon abhängig gewesen sein. Manchmal können ITM sich »tarnen« und beispielsweise besonders ehrenvoll oder moralischen agieren. Es handelt sich aber möglicherweise um einen Ablenkungsmechanismus, der verhindert, dass dahinterliegende Verbannten ITM tangiert werden und in der vermeintlich »sicheren Verbannung« verbleiben. Hier kann es wichtig sein, hinter den Kulissen der ITM auch die anderen Aspekte zu entdecken, die motivational zu Grunde liegen. Systemisch geht es auch hier um die Suche nach dem »guten Grund«, nach den bedeutungsvollen (aber meist maladaptiven) Strategien der einzelnen Anteile. Ohne eine entsprechende Anerkennung der Funktionen und Strategien wird es schwer für die einzelnen Anteile, den Widerstand gegen eine Veränderung aufzugeben. Wenn der Widerstand gefahrlos aufgegeben werden kann, ergibt sich oft die Aufgabe, statt des Wächteramtes eine andere sinnvolle Funktion für diese ITM zu finden.

Vorgehen

Nachdem Sie die Idee des Inneren Teams vermittelt haben, können Sie beginnen, die ITM aufzuzeichnen. Es kann ein kreativer Prozess beginnen, wenn die Klientinnen ihre ITM selbst aufzeichnen. Wenn Ihr Klientensystem sich nicht als kreativ genug erlebt, können Sie diese Aufgabe übernehmen. Wenn die Klientinnen noch nicht sofort und von selbst ihre unterschiedlichen Seiten entdecken, seien Sie ihnen behilflich und stellen Sie ihnen Ihr Feedback und Ihre Beobachtungen zur Verfügung. Geben Sie jedoch gleichzeitig nicht zu viel vor. Klientinnen sollten für den Anfang mindestens selbstständig die Namen der einzelnen ITM aussuchen. Platzieren Sie bereits von Beginn an das Konzept eines Selbst als übergeordneten Teil in der Persönlichkeitsstruktur Ihrer Klientinnen. Dieses Selbst repräsentiert den gesammelten Erfahrungsschatz und die geballten Fähigkeiten und Weisheiten zum aktuellen Entwicklungsstadium der Klientinnen und fungiert im Sinne der Teammetapher als Geschäftsleitung mit dem letzten Wort zu personalen und strategischen Entscheidungsfragen. Das Selbst ist also die Instanz, die potenziell bestimmen kann, welche ITM situativ in Erscheinung treten sollen und dürfen.

Methodisch werden nun die einzelnen ITM herausgearbeitet. Sie werden visualisiert, d. h. aufgezeichnet und bekommen einen Namen, mit dem eine hohe innere Übereinstimmung besteht. Welche Kernbotschaft, welcher typische Satz oder welches Motto entspricht diesem ITM? Kontextualisierung kann helfen herauszufinden, ob bspw. die Perfektionistin in verschiedenen Lebensbereichen oder Beziehungen vergleichbar reagiert oder – wenn nicht – welche Ausnahmen und Unterschiede für die Beweggründe oder Gefühlslagen relevant sein könnten. Der »typische Satz« wird möglichst klein zum ITM geschrieben. Wenn das erste ITM aufgezeichnet wurde, kann sich die Beraterin zurücklehnen und fragen, wer sich als nächstes im Teamsystem meldet. Pausen aushalten und auf die Emergenz vertrauen, ist hier maßgeblich wichtig.

Tipp

Die Reihenfolge, in der die ITM erscheinen, spiegelt oft die innere Dynamik, daher ist Geduld gefragt. Weisen Sie Ihre Klientinnen auch darauf hin, dass möglicherweise noch ITM dazukommen könnten, die sich so weit im Hintergrund befinden, dass sie in einer ersten Erhebung oft übersehen werden.

Das Klientensystem stellt sich nun vor die Zeichnung und stellt sich folgende Fragen:

- Ist nun alles stimmig?
- Was entsteht beim Hören des typischen Satzes?
- Welche ITM übernehmen typischerweise welche Alltagssituationen?
- Woran könnten Außenstehende bemerken, dass gerade dieses ITM die Steuerung innehat?
- Wie verhält sich das Klientensystem in Beziehungen zu nahen Menschen?
- Wer übernimmt öfter, wer seltener das Zepter?
- Was möchte das Klientensystem den einzelnen ITM sagen?
- Wofür möchte es sich bedanken?
- Welches ITM hat welche Ressourcen und Kompetenzen für welche Herausforderungen?

Je weniger Ressourcen und Kompetenzen ein Klientensystem für seine ITM findet, desto mehr Angebote dürfen Sie als Beraterinnen machen. Reframings, Außenwahrnehmungen, Hypothesen und gespiegelte eigene Gefühle und Impulse dürfen hier platziert werden.

Wichtig

Oft ist es eine jahrelange »Energieverschwendung« die Klientinnen betreiben, um unliebsame ITM innerlich auf Abstand zu halten und sie wegzudrücken. Auf diese Weise verschwinden sie jedoch nicht nur nicht, sondern es müssen andere – meist maladaptive – Strategien her, um den nicht erfüllten Bedürfnissen der unliebsamen ITM zu entsprechen. Ganz im Sinne der Allparteilichkeit sollten in der Exploration der ITM für alle gleichberechtigt, wertschätzend und wohlwollend, nach den Bedürfnissen und guten Gründen für Entstehung, Nöte und Funktionen geforscht werden.

Wenn alle ITM nach dem inneren Empfinden von Nähe und Distanz aufgezeichnet wurden und einen expliziten Satz bekommen haben, lohnt es sich in einem nächsten Schritt, auch auf die impliziten Beweggründe zu fokussieren. Neben dem, was das ITM laut aussprechen würde …

- Was könnte unausgesprochen zwischen den Zeilen schwingen?
- Welche Fantasien, Impulse, Gefühle oder Bedürfnisse sind mit dem ITM verknüpft? Systemisch gesehen ist es auch immer wieder wichtig herauszufinden, welches ITM zu welchem anderen ITM wie steht.
- Wo sind Allianzen, wo Koalitionen?
- Wie können die Beziehungen beschrieben werden?
- Wer würde was zu welchem ITM sagen?
- Was sind die geheimen Wünsche und Erwartungen aneinander?

Beispiel • Arbeitsprozess mit dem Inneren Team

Eine Klientin beschreibt ihre inneren Teamanteile wie folgt: Es gebe ein kleines sehr nähe- und harmoniebedürftiges ITM, welches besonders sensibel und dünnhäutig sei. Dieser Teil agiere unsicher, unselbstständig und unreflektiert. Er nerve mit seiner dauernden Unsicherheit. Möglicherweise sei dies ein verletztes inneres Kind bzw. ITM. Es repräsentiere eine Seite von ihr, die sie nicht möge, da diese sie angreifbar und verletzbar mache und dauernd enttäuscht von sich und anderen sei. Das Grundgefühl sei je nach Situation Angst bis Panik. Sobald das Gefühl von Verletzung oder oft auch nur das Risiko, verletzt und enttäuscht zu werden, im Raum stünden, wäre eine typische Reaktion, sich aus nahen Beziehungen schnell zurückzuziehen. Dieses verletzte innere Kind wird übrigens zuletzt und erst nach einiger Zeit des Nachdenkens genannt. 5

Ein anderes ITM sei eine Art Mutter Teresa, welche ebenfalls versuche, Harmonie herzustellen, es allen anderen rechtmachen wolle und dabei ständig über die eigenen strukturellen und emotionalen Grenzen gehe. Wenn dieses Teammitglied zu lange »vorne auf der inneren Bühne« sei, führe dies ebenfalls zu Enttäuschungen, Leid und letztendlich Angstzuständen.

Auf der gleichen Hierarchieebene wie Mutter Teresa befinde sich ein weiteres ITM, »die innere Perfektionistin«. Dieses ITM sei sehr streng und zu sich selbst und gegenüber anderen ITM und anderen Menschen oft abwertend. Mutter Teresa und die innere Perfektionistin haben Schnittmengen, sie versuchen, Beziehungen zu beeinflussen und außerdem den Selbstwert der Klientin zu bestimmen. Mutter Teresa schafft es, sich moralisch über andere zu erhöhen und die Perfektionistin setzt die Messlatte für Verhalten und Einstellungen vermeintlich so hoch an, dass sie unangreifbar wird. Das Belastende für die Klientin ist, dass sie durch Mutter Teresa – die im Grunde zwar alles für andere tut, im Gegenzug jedoch nicht wirklich frei von der Erwartung ist, etwas zurückzubekommen – immer wieder von anderen Menschen und sich selbst enttäuscht wird. Die Perfektionistin stellt nun rigide und linear-kausale innere Bewertungsmaßstäbe auf, die beweisen, dass andere oder die Klientin selbst eben nicht gut, wertvoll, wichtig oder erwachsen genug seien. Es reiche einfach nie aus.

Die Hypothese an dieser Stelle lautet, dass sowohl Mutter Teresa als auch die Perfektionistin ein »Wächteramt« innehaben. Auf der Suche nach dem systemischen *guten Grund* bzw. der *guten Absicht* wird deutlich, dass jedes ITM auf seine Weise versucht, das nähe- und harmoniebedürftige kleine Teammitglied vor erneuter Verletzung und Enttäuschung zu bewahren, jedoch zu einem hohen Preis und oft bleibt die eigentlich erhoffte Bedürfnisbefriedigung dabei aus.

Weitere ITM waren u. a. eine »Macherin« mit hoher Management-Kompetenz für die Erfordernisse des Alltags und ein ITM »die Lebensfreudige«, die einem gesunden Ich-Anteil entsprach.

Die systemischen Arbeitshypothesen an dieser Stelle könnten nun lauten:

(1) Möglicherweise könnte die Klientin davon profitieren, die Bedürfnisse des verletzten Kindes nach Nähe und Harmonie auf eine akzeptierende und wohlwol-

lende Weise zu erkunden und anzuerkennen, damit zukünftig vielleicht noch andere Strategien überprüfbar werden, die ermöglichen diese existentiell wichtigen Bedürfnisse angemessen zu erfüllen und sicherzustellen, anstatt diese Gefühle zu verbannen.

(2) Möglicherweise könnte es hilfreich sein, den inneren Dialog zwischen den einzelnen ITM sowohl untereinander als auch zum Selbst zu fördern, damit sich allzu starre Rollen und Funktionen perspektivisch etwas besser beobachten und »verflüssigen« lassen.

Traumatisierte oder schwerverletzte ITM wie das kleine harmoniebedürftige ITM haben gewissermaßen nicht realisiert, dass das Trauma vorbei ist und dass sie es überstanden haben. Sie sind wie erstarrt in der damaligen Situation bzw. Zeit und können jederzeit in ihrem emotionalen Erleben getriggert werden. Da das Wissen um das Erstarrtsein in der Vergangenheit nicht bewusst ist, kommen die emotionalen Eindrücke mit voller Wucht und der begleitenden hilflosen Überforderung. Die Wächteranteile müssen nun rasch das Zepter übernehmen, damit die Stabilität gewährleistet bleibt. So schaltet sich aus einem existenziellen Gefühl von Angst und Einsamkeit in einer Alltagssituation als »letzte Rettung« das Wächter-ITM ein und übernimmt die Steuerung. Indikatoren für die Trigger des kleinen bedürftigen ITM sind also die starken, überfordernden Gefühle und begleitenden Körpersensationen. Triggerpunkte dieser ITM sind häufig bindungsassoziiert, d.h. sie liegen genau da, wo Klientinnen Beziehungen als zu nah, zu weit weg, zu unkontrolliert oder zu wenig einschätzbar erleben.

Die Erfahrungen des kleinen verletzten und bedürftigen ITM in der frühen Kindheit der Klientin waren geprägt von Gewalt vom Vater gegenüber der Mutter (kleines ITM als Zeuge) und gleichzeitiger ständiger Trennungsangst entweder in Bezug auf den Vater oder die Mutter – welche damals häufig für einige Zeit von zu Hause fernblieb – oder Angst vorm völligen Auseinanderbrechen der Familie.

Diese Traumata geschehen oft so früh, dass sie später oft nicht erinnert werden können. Die Erfahrungen können ohne Hilfe nicht bewusst verarbeitet und kaum integriert werden. Die Auswirkung ist, dass die Geschäftsführerin des Inneren Teams als obere Instanz, das kleine bedürftige ITM nicht beruhigen, trösten und schützen kann, es droht dauernd, von den existenziellen Gefühlen überflutet zu werden. Die Wächter-ITM entstehen oft in derselben Zeit wie die verletzten inneren Kind-Anteile – hier das bedürftige kleine ITM. Ihre Logik ist entsprechend auch eher unreflektiert und linear-kausal. Ihre Motivation ist der Schutz des Gesamtsystems, um jeden Preis. Das erklärt ihre Rigidität und den Umstand, dass sie von einer »erwachseneren« Logik meist nicht erreichbar sind.

Maladaptive Strategien der Wächter-ITM. Die Perfektionistin versucht, die Klientin durch Perfektion und Selbstkontrolle unangreifbar zu machen, überfordert und frustriert sich damit jedoch ständig selbst und andere nahe Menschen. Das ITM Mutter Teresa macht sich durch Fürsorge für andere unverzichtbar, damit die Gefahr des Verlassenwerdens gebannt wird. Die Perfektionistin attackiert das verstörte kleine ITM, damit es sich zusammenreißt oder greift mit Worten andere nahe Menschen an, die das kleine ITM mit den überfordernden Gefühlen aktivieren.

Varianten von Wächter-ITM könnten unter anderem Dissoziation, Suizidalität, Selbstverletzung oder Substanz-Süchte als Strategien nutzen, immer im Versuch, dass verbannte kleine ITM in seiner vermeintlich sicheren Verbannung zu belassen.
Würdigung. Die Wächter-ITM haben geholfen, Situationen zu überleben. Sie waren die bestmögliche Lösung in der damaligen Situation. In der STB müssen sie genau in dieser guten Absicht gesehen, verstanden und gewürdigt werden. Nur so können Sie mit neu zu überdenkenden Aufgaben in das bestehende Innere Team integriert werden.

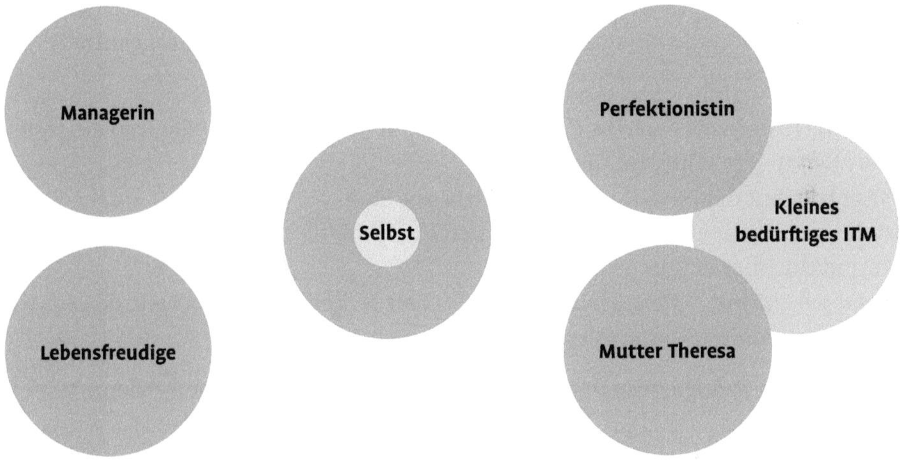

Abbildung 5.1 Arbeitsprozess mit dem Inneren Team

5.1.3 Figuren-Aufstellung für die Arbeit mit dem Inneren Team

In dieser Variante der Arbeit mit dem Inneren Team greifen wir auf ein Systembrett und Aufstellungsfiguren zurück. Der Vorteil gegenüber dem Mapping ist hierbei, dass nach dem Erfassen des Inneren Teams noch zahlreiche Veränderungen und Aufstellungen im Sinne einer Möglichkeitskonstruktion gemacht werden können. Die Figuren auf dem Brett entsprechen den Teammitgliedern.

Beispielhafter Ablauf
Zuerst müssen das Anliegen oder das Thema der Beratung gefunden werden.

- Was ist das übergeordnete und ursprüngliche Thema der Beratung?
- Was ist das Thema für diese Aufstellung des Inneren Teams?
- Wenn das Innere Team-Thema eine Überschrift hätte, wie könnte sie lauten?
- Welche Fragestellung passt zur Überschrift?

Es beginnt die Auswahl der Figuren. Die Wahl der Figuren sollte dem Klientensystem überlassen werden. Die Teammitglieder werden nun benannt.

- Bitte wählen Sie Figuren für die Teammitglieder, die für die Fragestellung wichtig erscheinen und platzieren Sie diese nach Ihrem inneren Gefühl für Nähe und Distanz zueinander auf dem Brett.
- Welche Teammitglieder sollten für Ihre Fragestellung aufgestellt werden?
- Auf wen kann im Moment verzichtet werden?
- Wenn ich Ihren Partner / Ihre Mutter / Ihre Tochter fragen würde, welches Teammitglied müsste sich noch in der Aufstellung zeigen?

Variante • Problem-Lösungsaufstellung

Wenn das Thema oder das Problem mit aufgestellt werden würde, an welchem Platz würde es stehen und wie wären die Teammitglieder drumherum ausgerichtet?

Das Innere Team wird von den Klientinnen mit den ausgewählten Figuren aufgestellt.

- Wer steht in der Mitte, wer am Rand?
- Was bedeuten diese Positionen im System für Sie?
- Ist das der richtige Abstand zwischen den Figuren?
- Stimmt die Blickrichtung so?
- Wenn ich Partner / Ihre Mutter / Ihre Tochter fragen würde, was würde er oder sie anders stellen? Wie käme es zu diesem Unterschied?

Es können auch zwischendurch Fotos zur Dokumentation gemacht werden.

Variante • Das emergente Etwas

Möglicherweise befindet sich noch eine Figur auf dem Feld. Ein bisher unbekanntes oder unklares Etwas. Vielleicht wird es keine Rolle spielen, vielleicht aber doch. Wo wäre ein guter Platz für so ein Etwas? (Figur aufstellen)

Es folgen Fragen zur Wirkung des aufgestellten Bildes:

- Was ist jetzt anders, wenn Sie nun auf Ihr Inneres Team schauen?
- Was noch? (Pausen aushalten!)
- Wie wirkt das, was Sie sehen, auf Sie?
- Was fällt Ihnen spontan ein, wenn Sie das so betrachten?
- Was denken Sie gerade zu Ihrer Fragestellung oder Ihrem Thema?
- Wem geht es hier gerade am besten? Wem geht es am schlechtesten?
- Bitte gehen Sie einmal um die Aufstellung herum und prüfen Sie verschiedene Perspektiven.
- Was ist stimmig? Was ist überraschend?

Anschließend werden die einzelnen Teammitglieder befragt:

- ▶ Welches Teammitglied hat das größte Interesse daran, dass alles so bleibt?
- ▶ Wer spürt vermutlich den größten Veränderungsdruck?
- ▶ Welches Teammitglied hat welche Blickrichtung? Was ist da zu sehen?
- ▶ Welches Teammitglied hat welche Rolle?
- ▶ Wer hat welche Eigenschaft?
- ▶ Wer hat welches Gefühl?
- ▶ Wer hat welchen Impuls?

Wenn Sie jedem Teammitglied einen Satz geben würden, zu Ihrem Anliegen oder Ihrer Fragestellung, wie würde dieser lauten? (Die Sätze der einzelnen Teammitglieder können auf kleine Zettel geschrieben werden und unter dem Systembrett aufbewahrt werden.) 5

- ▶ Welches Teammitglied hat welche Stärke oder Fähigkeit?
- ▶ Aus welchem guten Grund sind die einzelnen Teammitglieder in diesem Team entstanden? Seit wann gibt es sie?
- ▶ Welche Funktion war ursprünglich vorgesehen und sogar notwendig?
- ▶ Welche Bedürfnisse tragen sie in sich? Wer braucht was?

Varianten

Problem-Lösungsaufstellung

Welches Teammitglied hat welches Gefühl oder welchen Impuls mit Blick auf das Problem, das Thema oder die Fragestellung?

Emergentes Etwas

Welches Teammitglied hat welches Gefühl oder welchen Impuls mit Blick auf das Etwas?

Es werden Veränderungsimpulse extrahiert und eine Möglichkeitskonstruktion gestellt:

- ▶ Was würde passieren, wenn sich nichts verändern würde?
- ▶ Was müsste passieren, damit es ITM Mutter Teresa noch schlechter geht?
- ▶ Was müsste verändert werden, damit es Teammitglied Mutter Teresa besser geht?
- ▶ Welches Teammitglied kann hierbei unterstützen?
- ▶ Welches Teammitglied wären Sie gerne für eine Zeit oder sogar für immer los?
- ▶ ABER: Wofür müssten Sie ihm der fairnesshalber danken, bevor Sie es verabschieden?
- ▶ Welches Teammitglied würde am liebsten von sich aus dem System verschwinden?
- ▶ Was ist nötig, um es zu überzeugen, zu bleiben?
- ▶ Was wäre das Ungewöhnlichste, das jetzt passieren könnte?
- ▶ Wenn ich Teammitglied Mutter Teresa fragen würde, welche Veränderung würde sie vorschlagen?

- Angenommen, es würde sich für Teammitglied Mutter Teresa in nächster Zeit in ihrem Sinne verbessern, wie könnte dann eine Aufstellung aussehen?
- Was muss aus Sicht des Teamleiters (Klientin selbst) beachtet werden?
- Bitte stellen Sie versuchsweise Ihr Inneres Team einmal so um, wie es wäre, wenn die Verbesserung tatsächlich machbar wäre.
- Wenn Sie jetzt darauf schauen, was ist nun anders?
- Was fällt Ihnen ins Auge?
- Was ist vielleicht überraschend?

Es ist hilfreich, beim Verschenken von Hypothesen immer wieder die Erlaubnis abzufragen und abzuwarten, so erhöht sich der Aspekt der Partizipation. »Ich habe eine Hypothese. Möchten Sie die gerne hören?«

Nun können Sie Hypothesen anbieten und Wahrnehmung Ihres Resonanzerlebens formulieren:

»Darf ich Ihnen kurz mitteilen, wie das bisher Gesehene auf mich wirkt? Bei mir entsteht gerade ein völlig neues Gefühl zu Ihrem Inneren Team. Ich spüre eine große Entspannung / Neugier / Freude / Stolz / Entlastung / Sympathie …«

Prüfen Sie die Auswirkungen in der Möglichkeitskonstruktion:

- Wer wäre mit dieser Lösung zufrieden?
- Wer zahlt für diese Veränderung einen Preis und schlägt nun vielleicht Alarm?
- Was braucht dieses alarmierte Teammitglied, um etwas mehr Vertrauen in diese Lösung zu haben?
- Was können wir ihm an die Seite stellen?
- Was ist der größte Gewinn, den diese Vision bereithält?
- Wenn ich Teammitglied X fragen würde, was Teammitglied Y jetzt gerade besonders wichtig ist, was könnte die Antwort sein?
- Wenn Sie nun in dieser Vision jedem Teammitglied einen Satz geben würden, wie würde dieser lauten?

Varianten

Problem- und Lösungsaufstellung

- Wo befindet sich in dieser Aufstellung das Problem, das Thema bzw. die Fragestellung?
- Was ist in Bezug hierauf nun anders?

Emergentes Etwas

- Wo befindet sich in dieser Aufstellung nun das Etwas? (Wenn es näher heranrückt oder wichtiger wird, nachfragen – ansonsten wird es ignoriert.)
- Was ist der Impuls des Etwas?
- Welche Bedeutung hat die Veränderung für das Etwas?
- Welches Gefühl schwingt nun bei dem Etwas mit?

- Was würde das Etwas nun vielleicht gerne sagen?
- Was könnte das Etwas sein?
- Welche Bedeutung hat es im Team?
- Was ist nun anders?

Nach dem Überprüfen wird die Möglichkeitskonstruktion integriert und ein Transfer zur Handlungsebene hergestellt.

- Was braucht es, um diese Vision etwas realer werden zu lassen?
- Was könnten Sie oder einzelne Teammitglieder schon morgen ganz konkret tun, um der aufgestellten Lösung einen ganz kleinen Schritt näher zu kommen?
- Wieviel Prozent einer Lösung wären damit vielleicht erreicht?
- Was bräuchte es noch?
- Was wäre ein günstiger Zeitpunkt für weitere Veränderungsschritte?
- Was wären gute Startbedingungen für weitere Schritte?
- Wer wird Sie bei der Veränderung unterstützen? Wie genau?
- Was müssen Sie für diese Unterstützung tun?
- Wer wird eine Veränderung wahrscheinlich am ehesten bemerken?
- Wer wird sich mit Ihnen freuen, wenn Sie Ihr Inneres Team auf diese Weise umstellen?

Als Abschluss können Fragen zur Reflexion helfen:

- Was war die wichtigste Erkenntnis oder die größte Überraschung, die Sie bei der Aufstellung bekommen haben?
- Auf einer Skala von 1 bis 10, wobei die 1 für »kaum wahrscheinlich« und die 10 für »absolut wahrscheinlich« steht: Wie wahrscheinlich ist es aus jetziger Sicht, dass Sie die Veränderungen ansteuern werden?
- Was könnten wir hier und jetzt noch tun, damit Sie einen Wert höher auf der Skala stehen?

Zum Abschluss können geeignete systemische (Schluss-)Interventionen Verwendung finden:

- Wertschätzung der Arbeit und der Ehrlichkeit zu sich selbst
- Verschreibung einer Hausaufgabe, Beobachtung, Experiment, Symptomverschreibung
- paradoxe Intervention, Als-ob-Modus (in Bezug auf Veränderung)
- GeHeim Tipps und Beobachtungsaufgaben
- Nichtveränderungsaufgaben

In Folgesitzungen können Veränderungen in der Konstellation des ITMs bilanziert werden:

- Anhand der Fotodokumentation kann die ursprüngliche Formation des Inneren Teams wieder aufgebaut werden, um zu überprüfen, welche Veränderungen tatsächlich stattgefunden haben.

- Hindernisse, aber auch Fortschritte werden sichtbar und können neu bewertet werden.
- Wenn Sie jetzt noch einmal auf die Situation schauen, so wie Sie sie vor sechs Wochen aufgestellt haben, was ist hier und heute anders?

5.1.4 Die Arbeit mit dem Inneren Team mit Bildimpulsen

Bei der Arbeit mit dem Inneren Team lassen sich mithilfe von Bildimpulsen die einzelnen Anteile genauer explorieren (Hoch & Schnelle, 2018). Beispiele für Innere Teammitglieder finden Sie im oberen Abschnitt. Nehmen Sie sich in jedem Fall ein wenig Zeit, um die Vorstellung zu wecken, dass jede Persönlichkeit mehrere Seiten in sich vereint. Es geht um das Erkennen der Funktionen und des Wechselspiels der Mitglieder des Inneren Teams. Hierbei können wichtige Verhaltens- und Erlebensmuster erkannt werden und in der Folge ein Einfluss darauf genommen werden. Ziel der Methode ist das Erforschen der Persönlichkeitsaspekte einzelner ITM und das Auf- oder Entdecken der Muster innerhalb innerer und äußerer Beziehungen oder Konflikte.

Tipp

Die Arbeit mit dem Inneren Team kann auch ohne Bildimpulse, nur mit Moderationskarten umgesetzt werden. Bildimpulskarten verstärken die Assoziation mit den inneren Anteilen jedoch deutlich. Für die oben genannten Anteile bzw. Teammitglieder finden sich innerhalb des Kartensets »Systemische Therapie und Beratung mit Bildimpulsen« entsprechende Bildimpulse (Hoch & Schnelle, 2018).

Bei dieser Variante empfiehlt sich der folgende Ablauf:

Es werden zuerst die ITM auf einzelnen Moderationskarten benannt bzw. auch direkt entsprechende Bildimpulse dazu ausgesucht. Es soll nun eine Zuschreibung von spezifischen Eigenschaften mit jeweils einer bis max. drei weiteren Karten pro ITM gemacht werden.

Hilfestellung zur Auswahl der Karten:

- Welche Gedanken und Gefühle werden mit dem ITM verbunden?
- Welches Bild passt dazu? Welches innere Bild entsteht zu diesem ITM? Bitte beschreiben Sie es.
- Zusätzlich können noch zwei Bildkarten für das Spannungsfeld positiver und negativ erlebter Aspekte des ITM gewählt werden: Wählen Sie eine Karte für negativ assoziierte Aspekte (z. B. destruktives Verhalten) und eine Karte für positive Eigenschaften, Ressourcen oder nachvollziehbare Bedürfnisse (Wünsche, Funktionen) des ITM. Unterstützend können Sie eine kleine Liste mit Vorteilen und Nachteilen anfertigen.

Je häufiger uns eine wohlwollende Identifikation mit unseren eigenen ITM gelingt, desto besser lernen wir uns selbst mit allen unseren Facetten kennen und schätzen. Nachdem die Facetten ausgewählt sind, sollten die Klientinnen sie mit ihren Besonderheiten beschreiben.

Dabei bietet es sich an, systemische Fragen im Sinne einer kleinen »Team-Checkliste« zu stellen.

Team-Checkliste

- Welches typische körperliche und emotionale Erleben verbindet die Klientinnen mit den ITM (ermattet, unruhig, besorgt, angespannt, traurig, aufgedreht, glücklich, sprunghaft, euphorisch, niedergedrückt, aufrecht, stark, mutig, respektvoll, kränklich …)?
- Geben Sie jedem ITM einen »typischen« Satz bzw. ein Motto.
- Wann, wem, wo zeige ich dieses ITM von mir? Wann, wem, wo nicht? Bitte nennen Sie konkrete Beispiele.
- Wann ist das ITM eher konstruktiv und positiv und wann eher destruktiv und negativ?
- Wenn ein Anteil überwiegend als destruktiv oder negativ erlebt wird: Wie könnte man das noch sehen? Es geht um den Versuch eines Reframings der Funktion! Hierbei hilft häufig die Annahme eines guten Grundes oder einer guten Absicht des ITMs.
- Seit wann gibt es das ITM wahrscheinlich schon in Ihrem Leben?
- Welche Bedürfnisse hat das ITM somit seinem Alter entsprechend?
- Welche Bedürfnisse waren damals wichtig? (eigene und die anderer)
- Welche Funktionen oder Aufgaben hat es bereits früh(er) erfüllt?
- Wozu war das gedacht?
- Was ist der gute Grund für diese besonderen Verhaltensweisen?
- Wie gut wurden Bedürfnisse von anderen Menschen erfüllt?
- Was hat das ITM damals dafür getan, um diese Bedürfnisse zu erfüllen?
- Welche Aufgaben sind damit verbunden gewesen?
- Woran kann man das auch heute noch erkennen? Welches Verhalten ist irgendwie typisch?
- Welche Vor- und welche Nachteile haben diese Verhaltensweisen? In welchem Kontext?
- Wie angemessen scheint die Übernahme dieser Aufgabe oder Verantwortung heute noch zu sein?
- Aus welchem guten Grund wird immer noch versucht, diese Aufgabe zu erfüllen?
- Angenommen, das Mitglied würde zukünftig etwas weniger für diese Aufgabe zuständig sein, wozu wäre es stattdessen gut geeignet?
- Welche Fähigkeiten zeichnen es für die alternative Aufgabe aus?
- Welcher verantwortungsvolle Posten oder welche wichtige Funktion kann stattdessen übernommen werden?

Beziehen Sie während der Intervention auch immer wieder bewusst die ausgewählten Bilder mit ein. Was lässt sich hier finden, was zu den Antworten und Entdeckungen der Klientinnen passt? Die Bilder vertiefen die assoziierten Aspekte der Teammitglieder und lassen die beschriebenen Inhalte plastischer erscheinen, außerdem ankern sie die Erinnerung an den Arbeitsprozess und seine Ergebnisse zusätzlich visuell. Die unterschiedlichen ITM können auf unterschiedliche Kontexte der Klientinnen bezogen, genauer analysiert werden, dort wo die jeweiligen Schwierigkeiten der Klientinnen überwiegend wirken (Schule, Familie, Freunde etc.). Wann ist welches ITM hilfreich, wann eher weniger und wann könnten ITM, die in anderen Kontexten hilfreich erlebt werden, auch in den schwierigen und herausfordernden Kontexten ihre Stärken einbringen?

Variante • Innere Landkarte

Das Klientensystem zeichnet oder malt auf ein großes Blatt Papier verschiedene Teile seines Innenlebens, seiner Persönlichkeit, seiner Geschichte, seiner Stärken und Erfolge. Es können auch Rollen sein (Kind, Helferin, Heldin) oder Gefühle (Angst, Wut, Leere). Unterschiedliche Gestaltungsweisen erhöhen die Vielfalt. Die innere Landkarte ist eine Metapher. Welche Klimazonen gibt es? Welche Flora und Fauna sind dort? Welche Bereiche sind hoch, tief, trocken, feucht, warm, kalt? Ermutigen Sie Ihre Klientinnen, Wälder, Wüsten, Gewässer, Vulkane, Wind und Wetter sowie Wege, Gebäude und Gebiete zu kartografieren. Welche Namen haben die Gebiete oder Elemente? Die eigene Narration zum inneren Bild der Persönlichkeit und der Entwicklung darf hier Raum finden.

Nehmen Sie eine nichtwissende Haltung ein und lassen Sie sich alle symbolträchtigen Zusammenhänge erklären. Aus welchem guten Grund sind die Elemente klein oder groß, lang oder kurz, hell oder dunkel, mittig oder am Rand? Was sind die zentralen Elemente der Persönlichkeit?

Mit systemischen Fragen ermöglichen Sie der Klientin ein Spiel mit einer Möglichkeitskonstruktion:

- Was müsste geschehen, damit der »erwachsene Baum« größer wird?
- Wie würde es sich anfühlen, wenn die Angst eine Weile nach hinten geschoben wird?
- In welchem Gebiet wäre das innere Kind eine Zeit lang gut versorgt?
- Was ändert sich, wenn die Ausdauer-Kompetenz näher an die Wüste der Einsamkeit rückt?

5.2 Genogrammarbeit zur Ressourcenfokussierung

In ein Genogramm können positive Eigenschaften der Angehörigen der Klientinnen eingetragen werden. Neben dem Sammeln von Eigenschaften soll aber auch ein Gespräch entstehen, in dem sichtbar wird, welche weiteren Ressourcen, Beziehungsmuster und Verbindlichkeiten sich noch im Familiensystem befinden.

Systemische Fragen zu Ressourcen im Familiensystem

- Wer hatte welche Lieblingsbeschäftigungen oder Hobbys?
- Wen mochten Sie als Kind besonders gerne?
- Was war ein typisches Gericht, das bei Ihnen zu Hause auf den Tisch kam?
- Wer war immer für Sie da und hatte ein offenes Ohr für Ihre Sorgen?
- Welche Eigenschaften Ihrer Mutter oder Ihres Vaters schätzen Sie besonders?
- Was haben Sie Gutes von Ihrem Vater bzw. Mutter gelernt?
- Wann hat Ihre Familie im Inneren zusammengehalten?
- Welche Prinzipien waren zu Hause wichtig?
- Welche Fähigkeiten haben Sie als Rüstzeug für Ihr Leben aus der Familie mitbekommen? 5
- Wie hat es die Familie geschafft, mit schwerer Krankheit, Krisen, Verlusten etc. umzugehen?
- Wer hat schon einmal etwas Schlimmes überstanden? Wie hat er oder sie es geschafft?
- Welche Ressourcen haben Ihre anderen Verwandten?
- Wer war ein bunter Hund?
- Wer war ein Vorbild?
- Wer hat Verantwortung übernommen?
- Wie wurden in Ihrer Familie Feste gefeiert?
- Welche Spiele wurden gespielt?
- Wohin sind Sie gemeinsam verreist?
- Welche verrückten Abenteuer haben Sie mit Familienmitgliedern erlebt?
- Welche positiven Mythen oder Geschichten existieren über Ihre Familie?
- Welche Familienmottos wurden bei Ihnen großgeschrieben?
- Was leben Sie noch heute so, wie es damals war, aus? Was machen Sie bewusst anders?

5.3 Mentalisierungsbasiertes Arbeiten im Traumakontext

In dieser Phase geht es wieder um das Erkennen von systemrelevanten Mustern. Hiermit sind an dieser Stelle besonders die inneren Muster, die Erlebens- und Wahrnehmungsmuster und die emotionalen Muster gemeint. Nicht immer sind Klientensysteme dazu in der Lage, aus dem Stegreif ihre sozialen, aber auch inneren Muster gut beobachten zu können. In einigen Fällen muss zuerst ein beraterischer Zwischenschritt gegangen werden, damit eine bestimmte, hierzu nötige Fähigkeit besser trainiert wird: die Mentalisierungsfähigkeit oder auch Mentalisierungskompetenz. Die Mentalisierung ist ein psychoanalytisches Konzept und geht auf die beiden Praktiker und Forscher Anthony Bateman und Peter Fonagy (2015) zurück. Sie haben sich u. a. mit der Frage beschäftigt, welche Auswirkungen bindungstraumatische Erfahrungen in der frühen Kindheit auf die grundsätzliche Mentalisierungsfähigkeit von Menschen haben.

Das Konzept der Mentalisierung in seiner Gänze umfänglich herzuleiten, wäre für dieses Manual zu viel des Guten. Dennoch möchte ich Ihnen einige wichtige Aspekte vorstellen, die für den Traumakontext eine sehr hohe Relevanz besitzen.

Definition • Mentalisierung

Mentalisierung kann als entwicklungspsychologisch erworbene Fähigkeit verstanden werden, die Menschen in die Lage versetzt, die eigenen mentalen Zustände im Inneren beobachten und beschreiben zu können, aber auch die mentalen Zustände anderer Menschen adäquat zu interpretieren und sich insofern in andere Menschen hineinzuversetzen. Mentale Fokusse sind üblicherweise Gedanken, Gefühle, Absichten und Erwartungen.

Die meiste Zeit mentalisieren Menschen automatisch. Die Neurozeption (Klarer et al., 2014) bietet dem Gehirn genügend Anhaltspunkte aus der Umgebung, um die meisten Situationen und besonders Interaktionen richtig (genug) einzuschätzen. Diese Verarbeitungsprozesse laufen unbewusst ab und es kommt kaum zu logischen oder sprachlichen Reflexionsprozessen. Es ist jedoch auch ein explizites – also ein bewusstes – Mentalisieren möglich. Hierbei wird einen Moment innegehalten und die mentalen Abläufe in uns selbst können beobachtet, benannt und interpretiert werden, die bewusste Selbstmentalisierung findet statt. Meine Metapher für Selbstmentalisierung ist eine innerpsychische Vogelbeobachtungsstation, von welcher aus großer (innerer) Höhe – allerdings mit einem starken Fernglas in der Hand – genau beobachtet werden kann, was sich in Bezug auf die eigenen mentalen Zustände gerade tut. Mentalisierung ist für alle Beratungs- und Therapieprozesse eine unabdingbare Fähigkeit. Neben der Selbstmentalisierung geht es jedoch auch um Fremdmentalisierung. Explizite Fremdmentalisierung beginnt ebenfalls mit einem Innehalten und der Beobachtung der eigenen Interpretation von mentalen Zuständen anderer Menschen. Die Fähigkeit zur Fremdmentalisierung bildet die Grundlage jeder zirkulären Perspektive.

Menschen mit bindungstraumatischen Erfahrungen, die wenig emotionale Zuwendung in den wichtigen Bindungsbeziehungen bekommen haben oder gar strafende oder schädigende Erfahrungen mit den existenziell wichtigen nahen Menschen erfahren mussten, entwickeln häufig eine inadäquate Mentalisierungsfähigkeit (Bateman & Fonagy, 2015). Sowohl für die Selbst- als auch für die Fremdmentalisierung braucht es immer angemessene innere Ruhe und auch Sicherheit und Vertrauen in der Arbeitsbeziehung. Hohe Anspannungs- oder Stressniveaus verringern die Mentalisierungskompetenz weitgehend oder schließen sie gar gänzlich aus. Dies gilt teilweise sogar für Menschen, die gesunde Bindungserfahrungen gemacht haben. Daher benötigen wir gerade für die STB grundsätzlich ein möglichst stressfreies Setting.

5.3.1 Plausibilität und Compliance für die Förderung der Mentalisierungskompetenz herstellen

Sollten Sie bei Ihren Klientensystemen trotz maximal stressfreien Settings immer noch unzureichende Mentalisierungsfähigkeit beobachten, wird ein Vorankommen im Sinne der STB mit Sicherheit nur sehr erschwert funktionieren. Gemäß dem Motto »Störungen haben Vorrang«, muss mit den Klientinnen über die Notwendigkeit verbesserter Mentalisierungskompetenz gesprochen werden. Um für diese Aspekte und eine notwendige Indikation mentalisierungsbasierte Arbeit zu sensibilisieren, stehen Ihnen verschiedene Zuwege zur Verfügung:

- Testergebnisse psychodiagnostischer Instrumente
- Diagnosen, die zumeist mit einer eingeschränkten Mentalisierungsfähigkeit einhergehen, zum Beispiel die Emotional-instabile Persönlichkeitsstörung des Borderline-Typs, die Dissoziale Persönlichkeitsstörung, das Autismus-Spektrum oder bestimmte Formen der Depression
- Hypothesen und Arbeitshypothesen vor dem Hintergrund Ihrer Beobachtung inadäquater Mentalisierungsfähigkeit

Wenn Sie den Eindruck gewinnen, dass das Selbst- und / oder Fremdmentalisieren Ihrer Klientinnen nicht zuverlässig gelingt, fragen Sie nach:

- Was haben Klientinnen für Erfahrungen mit ihrer Mentalisierungskompetenz in Alltagssituationen?
- Wie gut schaffen sie es, zum Beispiel eigenen Gefühlen nachzuspüren und dabei ruhig und fokussiert zu bleiben?
- Wo entstehen manchmal kommunikative Missverständnisse und wie gut können sie zirkulär andere Menschen einschätzen?

Trauen Sie sich, Ihre Beobachtungen in wohlwollender Art und Weise anzusprechen. Holen Sie sich die Erlaubnis ein, einmal eine Beobachtung (inadäquates Mentalisieren) zu teilen, die Sie in der Zusammenarbeit und in der Kommunikation gemacht haben und die Ihnen für das Vorankommen in der STB maßgeblich wichtig erscheint. Gehen Sie hierbei zurückhaltend vor. Die Klientinnen dürfen ruhig merken, dass es Ihnen gar nicht so leicht fällt, zu sagen, was Sie beobachten und was Sie denken, was nun notwendig sein könnte.

Auftrag. Hierbei sollte nach Möglichkeit ein klarer Auftrag entstehen, der zumindest die flankierende Arbeit an der Verbesserung der Mentalisierungskompetenz beinhaltet. Es braucht dieses Commitment, damit die manchmal irritierenden mentalisierungsbasierten Interventionen gut eingebettet sind.

Psychoedukation für Mentalisierungskompetenz. Vor dem Hintergrund eines solchen Auftrags oder Nebenauftrags kann im ersten Schritt wieder psychoedukativ vorgegangen werden.

Zentrale Hintergrundinformationen. Innerhalb der Bindungserfahrung werden Babys und Kleinkinder zwei für den Traumakontext sehr wichtige Dinge erlernen oder eben leider nicht ausreichend erlernen:
(1) die Fähigkeit zur eigenständigen Regulation starker Gefühle und
(2) die Fähigkeit zur Mentalisierung.

Wenn die primären Bindungspersonen, wie z. B. Mutter und Vater versuchen, mit Mimik, Gestik, beruhigender Prosodie (Stimme) und körperlicher Nähe auf die Bedürfnisse und Gefühle des Kindes einzugehen, geschieht ein adäquates Bindungslernen. Das Kind erfährt, dass es so wichtig ist, dass seine Bindungspersonen sogar versuchen, sich in es hineinversetzen. Kinder lernen so, dass sie gehalten und ausgehalten werden, auch wenn Gefühle sehr stark sind und stark ausgedrückt werden. Sie lernen, dass sie da sind, wichtig sind und Vertrauen in andere Menschen haben können.

Oft sind Eltern bzw. die primären Bindungspersonen jedoch gerade in den Situationen, in denen ein Kind schreit, um seinen Gefühlen und Bedürfnissen Ausdruck zu verleihen, selbst von ihren eigenen Affekten überfordert (Affektansteckung) und reagieren teilnahmslos. Möglicherweise erlebt das Kind die Eltern in Bezug auf sich selbst mit deren eigenen überfordernden Affekten. Sind die Eltern mit den eigenen Affekten überfordert, zeigen sie oft entsprechend extreme Verhaltens- und Reaktionsweisen, wie Kampf- oder Fluchtverhalten oder auch Erstarrtsein. Das Kind macht so die Erfahrung, dass seine Affekte entweder schädlich oder gar gefährlich für sich und andere sind, oder es in seiner Not gar nicht erst gesehen, geschweige denn gehalten wird, es also allein und hilflos ist. Durch diese Erfahrungen entstehen Prototypen. Die Tiefenpsychologie spricht von Selbst-, Objekt- und Beziehungsrepräsentanzen. Es wird gelernt, was grundsätzlich von sich selbst, von anderen oder von Beziehungen erwartet werden kann. Hierauf beruhen auch ein Großteil von Glaubenssätzen und Selbstüberzeugungen. Besonders Eltern, die selbst traumatische Erfahrungen machen mussten, sind anfällig für diese inadäquaten Reaktionsweisen. Sie werden in ihrem eigenen emotionalen Erleben durch das Kind getriggert und können sich aus eigener Kraft weder aus dem Knäuel von Affekt und Affektansteckung entwirren, noch sich selbst angemessen emotional regulieren. Genau das wird aber von den Kindern dringend gebraucht. Ein Kind kommt ohne ausgeprägte Fähigkeit zur Selbstregulation zur Welt und muss in Erfahrungen von Gehalten- und Getröstetwerden lernen, dass Gefühle zu bewältigen sind. Nur so können sie lernen, sich selbst zu beruhigen.

5.3.2 Mentalisierung und das Window of tolerance

Das in Phase 2 beschriebene Window of tolerance ist eine gute Grundlage, um auch visuell zu verdeutlichen, dass durch innere Spannungszustände die Mentalisierungsfähigkeit eingeschränkt wird. Nach dem WOT-Modell wird auch deutlich, dass es ein Über- und Unterspannungssystem gibt. In dieser Matrix findet sich auch die Mentalisierungsfähigkeit wieder. Im Übererregungszustand wird hypermentalisiert, d. h. z. B. in Bezug auf Fremdmentalisierung kommen ständig Missinterpretationen vor. Es wird zwar gespürt, dass jemand etwas von einem will, jedoch ist nicht mehr einschätzbar, was es sein könnte. Die häufigste Auswirkung hiervon ist eine grundsätzliche Annahme, dass andere Menschen einem feindlich gesonnen sind und in der Interaktion im Grunde entweder offene oder verdeckte Angriffe zu finden sein müssen. Auf der Ebene des zentralen Nervensystems ist der Sympathikus aktiv und reagiert nach dem Motto »Angriff ist die beste Verteidigung«. In der Kommunikation begegnen uns Klientinnen in der Hypermentalisierung dementsprechend häufig unangemessen aggressiv, aufgebracht und anklagend oder sie rechtfertigen sich für missinterpretierte Schuldzuweisungen.

Im unteren Spektrum des WOT, wo sich eine emotionale Unterspannung abspielt, ist die Mentalisierungsfähigkeit ebenfalls eingeschränkt. Der dorsale Vagus ist aktiv und Klientinnen sind z. B. im Rahmen der Selbstmentalisierung kaum noch in der Lage, Fühlen und Denken zusammenzubringen. Es entsteht eine Hypomentalisierung. Berichte über schlimmste Erfahrungen werden dann emotionslos »abgespult« und Fragen nach Gefühlen erzeugen keine Schwingung. Es entsteht hierbei eine Beratung im »Als-ob-Modus«. Es könnte auf einem hohen kognitiven Niveau mit elaborierter Sprache die Beratung stattfinden, ohne dass die notwendige emotionale Tiefe und Erfahrung erzeugt werden würden, die es zu einer Verbesserung der Symptomatik oder einer Integration bräuchte. An dieser Stelle müssen Sie den Klientensystemen vermitteln, dass es notwendig ist, sowohl den »Als-ob-Modus«, als auch die Hypermentalisierung zu unterbinden. Gemäß Ihrer Rolle als Beraterin müssen Sie stets die adäquate Mentalisierung fördern. Neben gezielten Übungen braucht es hierzu im ersten Schritt besondere Gesprächsregeln.

Tipp • Gesprächsregel: Stop-Rewind

Bewährt hat sich hier eine einfache Technik, das sogenannte Stop-Rewind (Bolm, 2015). Sie holen sich die Erlaubnis Ihres Klientensystems immer, wenn Sie eine inadäquate Mentalisierung beobachten, wie bei einem Kassettenrekorder eine Stopptaste zu drücken und den Prozess kurz einzufrieren. Wenn im Rahmen von Hypermentalisierung nun beispielsweise Ihr Klientensystem zu einer Missinterpretation Ihrer Absichten kommt und sich anfängt, zu rechtfertigen, drücken Sie Stopp und dann auf Rewind. Sie spulen dann ein Stück zurück, bis zu dem Moment, wo das Missverständnis entstand. Die Interpretationen des Klientensystems in Bezug auf Sie (oder andere, über die Sie sprechen), Ihre Worte, Intentionen oder Handlungen werden gemeinsam analysiert und es wird konkret geprüft, welche Annahmen es hierüber seitens des Klientensystems gegeben hat. Das Ziel ist es durch solche Interventionen, die Einschätzungsfähigkeit der mentalen Zustände anderer Menschen zu verbessern und so insgesamt die Beziehungsfähigkeit zu erhöhen.

Haltungsaspekte beim mentalisierungsbasierten Arbeiten

Für die mentalisierungsbasierte Arbeit empfehlen sich vor allem drei besondere Haltungsaspekte:

(1) die nichtwissende (konstruktivistische) Haltung
(2) die Neugier
(3) die unbedingte Wertschätzung und Empathie (Diese innere Haltung wirkt sich maßgeblich auf den Kontakt aus. Vertrauen verstärkt sich und auch die Fähigkeit zu wohlgesonnen Vertrauensvorschüssen.)

Unsere Haltung ist Columbo-inspiriert. Wie oben beschrieben nehmen wir einen unwissenden und zugleich sehr neugierigen Standpunkt ein. Wir geben uns – wie Peter Falk als Columbo – etwas langsam und sogar beizeiten leicht begriffsstutzig bei gleichzeitigem Versuch, wirklich alles genau verstehen zu wollen. Unser Gegenüber ist ein völlig unbekanntes Wesen. Parallel offenbaren wir unsere Gedankengänge laut: »Ich habe mich eben gefragt, ob es sein könnte, dass …«, »Was meinen Sie genau, wenn Sie sagen, Sie hätten Ihre Zunge verschluckt …?«, »Mich bewegt seit der letzten Sitzung ein Gedanke …«. Mit dieser gelebten Haltung der proaktiven Transparenz werden wir für unser Gegenüber maximal berechenbar. Dies fördert das Sicherheitsgefühl und schafft die Basis für vertrauensvolle Zusammenarbeit.

Das Ziel heißt wie gehabt, im ersten Schritt Stress im Setting zu reduzieren. Das bedeutet, wir nehmen Einfluss auf das Redetempo, indem wir selbst etwas langsamer, deutlicher und ruhiger sprechen. Hierbei ist außerdem eine eigene tiefe Bauchatmung hilfreich. Die eigene innere Ruhe überträgt sich auf die Klientinnen. Wir tun also auch selbst viel für ein aktiviertes SES bei uns! Für die Sitzordnung ist wichtig, dass diese nicht konfrontativ ist, sondern eher in einem ungefähren 90- bis 100°-Winkel zueinander gesessen wird, sodass den Blicken leicht ausgewichen werden kann.

5.3.3 Das BASK-Modell in der Prozessnavigation

Das BASK-Modell geht zurück auf Bennet Braun (1988). Es handelt sich um ein Modell, das helfen sollte, ursprünglich dissoziierte Erlebensweisen wieder zusammenbringen, indem bestimmte mentale Fokusse zu Erlebnissen standardisiert immer wieder abgefragt werden.

Wichtig

Bitte nutzen Sie das BASK nicht gezielt in Bezug auf Details der traumatischen Erfahrungen! Es ist zwar durchaus für das sog. Prozessieren in der Traumatherapie geeignet, wird in diesem Kontext aber immer mit besonderen Interventionen gestützt, die eine sehr starke Kontrolle und Sicherheit im Herangehen gewährleisten.

Wir müssen davon ausgehen, dass die Klientensysteme die innere Vogelbeobachtungsstation, wie aus der Metapher, noch nicht implementiert haben und auch noch kein gut handhabbares Fernglas zur Verfügung haben, um die mentalen Zustände aus der Nähe zu betrachten. Wir brauchen eine spezielle Fragetechnik für die Prozessnavigation.

Das BASK-Modell von Bennet Brown (1988) bildet hierzu die Grundlage und wird mit systemischer Fragetechnik unterfüttert. Das Ziel ist, einerseits die Selbstmentalisierungsfähigkeit zu verbessern und so sukzessive die Regulationsfähigkeit der eigenen Gefühle. Andererseits soll die Fremdmentalisierung verbessert werden, um in sozialen Situationen zukünftig zu besseren Interpretationen des Gegenübers zu kommen. Columbo hat vier Körbe zur Verfügung, die er mit immer neuen Fragen zu füllen versucht. Sie führen mit Ihren Klientensystemen beispielsweise ein Gespräch über Beziehungssituationen. »Füllen« Sie die »Körbe« (BASKs) mit Informationen und verstärken Sie durch die Fokussierung zugleich die Eindrücke und Assoziationen:

- **B** –Verhalten (*behaviour*): Was ist wann, wie, wo geschehen? Sammeln Sie Fakten der Situation, aber auch Informationen über Coping und Ressourcen (nehmen Sie hier ganz konkrete Verläufe in den Blick– was war vor der Situation, z. B. Auslöser, und was nachher, z. B. Konsequenzen?
- **A** – Gefühl (*affect*): Wie stark war das Gefühl? Welche Gefühle waren noch spürbar? Welche Gefühle tauchten zuerst auf? Welches Gefühl blieb als die Situation vorbei war? (Intensität skalieren, Unterschiedsbildung: Vergleiche des Gefühls damals – heute, auch emotionale Bedürfnisse erfassen)
- **S** – Empfindungen (*sensation*): Welche Körperempfindungen, Schmerzen, körperlichen Bewegungen, Sinnesreize oder Impulse spielten eine Rolle? (Atmosphäre, fünf Sinne, Kälte bzw. Wärme, Vegetatives)
- **K** – Wissen (*knowledge*): Welche Gedanken gehören zu einer Situation und wie wurde und wird was bewertet? Welche Gedanken scheinen angemessen, welche weniger? Wie klar ist die Erinnerung? Welche Bedeutung oder Auswirkung hat das Erlebte aus heutiger Sicht? Welche Annahmen können zirkulär über andere gemacht werden? (Hypothesen über Verhalten und Erleben anderer)

Veränderungen im Verlauf und der Entwicklungen innerhalb der Narration werden sichtbar:

- **B** – Wie wurde früher reagiert? Was waren die Folgen? Welche Reaktionen sind heute typisch? Was wäre wünschenswert in Zukunft? (z. B. Strategie)
- **A** – Welche Gefühle standen früher im Vordergrund? Wie ist es heute? Was war bzw. ist das Bedürfnis dahinter? Welche Gefühle sollen in Zukunft öfter vorkommen?
- **S** – Welche Körperreaktionen kamen damals oft vor? Welche sind es heute? Wie wird sich das vielleicht weiterentwickeln?
- **K** – Was wurde damals gedacht? Was heute mit mehr Wissen (z. B. Übereinstimmung mit inneren Bewertungen)? Wie wird man vielleicht darüber denken, wenn man schon über 80 ist?

Um in der Metapher mit der Vogelbeobachtungsstation zu bleiben, wird mithilfe von BASK das starke Fernglas aus der Vogelbeobachtungsstation maximal genutzt. Die beobachtbaren Aspekte werden herangezoomt und aus großer Nähe erneut erfahrbar.

Lösungsorientiertes BASK-Vorgehen in der Möglichkeitskonstruktion

Während eines Gesprächs fokussieren Sie die Selbstwahrnehmung und lösen damit die Selbstmentalisierung aus.

- Bitte halten Sie einen Moment an und versuchen Sie in Ihrem Inneren ein Standbild von der soeben geschilderten Situation zu machen.
- Wie hat sich Ihre Erzählung gerade für Sie angefühlt? Ich habe bemerkt, dass Sie weniger aufgeregt oder zweifelnd scheinen …
- Wo genau in Ihrem Körper bemerken Sie gerade, wie es Ihnen geht?
- Wie ist das gerade, wenn Sie diese Gefühle so benennen und zulassen? Was macht jetzt eventuell einen Unterschied?
- Welche Gedanken kommen und gesellen sich gerade zu diesen Gefühlen?
- Wozu kann das gerade sehr hilfreich sein, so ausführlich mit mir über Ihre Körperresonanzen, Ihre Gedanken und Ihr Verhalten zu reden?

Flankierend bieten wir als Beraterinnen Containment, wobei wir ganz bewusst unsere Gefühle und Beobachtungen zur Verfügung stellen. Wir spiegeln die Klientin:

- Ich nehme gerade wahr, dass Sie das sehr bewegt und Sie eher traurig scheinen. Wie nehmen Sie das gerade wahr? Benennen Sie die Gefühle, die Sie gerade wahrnehmen.
- Darf ich Ihnen mal zeigen, wie Sie gerade geschaut haben? Was würden Sie sagen, mit welchen Gefühlen dieser Gesichtsausdruck vielleicht verbunden sein könnte?

Über die Selbstbeobachtung mentaler Aspekte erkennen Klientensysteme das Prozesshafte und Phasische an den oft schwer aushaltbaren Gefühlslagen. Über die differenzierte Beobachtung mithilfe des BASK-Modells werden die individuellen Narrationen im Idealfall plastischer, substanzieller, begreifbarer und besser handhabbar. Die Differenzierung verbessert außerdem die eigenen Einflussmöglichkeiten in zukünftigen Situationen.

Das Veränderungssetting im Verlauf der BASK-Befragung und Weiterentwicklung des eigenen Umgangs mit großen, zunächst schwer aushaltbar erscheinenden Gefühlen, können im Idealfall neu ge- oder überschrieben werden, indem das Klientensystem vom Beratersystem in einen Möglichkeitsraum begleitet wird und zunächst ein Veränderungsbild imaginiert (Möglichkeitskonstruktion). Die Fokussierung auf den Möglichkeitsraum dient der Integration mentaler Aspekte in die zukünftige Narration der Klientensysteme über sich selbst.

Beispiel • Anmoderation in die Möglichkeitskonstruktion

Beratersystem: »Also nur einmal angenommen, diese Situation, von der Sie mir erzählt haben, die wir uns so genau angesehen haben und über die Sie heute einiges gelernt haben, wird Ihnen erneut begegnen… [*Pause*] Wollen wir einmal schauen welches Verhalten und welche Reaktionen Ihnen das nächste Mal lieber wären?… [*Pause*] Was dann anders ist an Ihren Gefühlen oder Gedanken, was Sie viel besser aushalten und steuern könnten …!?«

[*Klientensystem bejaht dies …*]

Beratersystem: »Gut, dann erzählen Sie mal genau über diese Situation. Machen Sie sich in Ihrem Inneren ein Standbild davon, nehmen Sie sich die Zeit und machen Sie langsam und schauen Sie sich um bei Ihrem zukünftigen weiterentwickelten Ich … [*Pause*] Worauf schauen Sie? Was sehen Sie? Was scheint vielleicht schon beim Ansehen anders?«

Übersicht • Fragekategorien nach BASK zur Förderung von Unterschiedsbildungen in der Möglichkeitskonstruktion

B – Welches Verhalten sehen Sie jetzt bei Ihrem weiterentwickelte Ich, dass sich deutlich von dem ersten Bild unterscheidet? Welche Auswirkungen hat Ihr Verhalten auf die andere? Was genau gefällt Ihnen jetzt besser an diesem Verhalten?

A – Wenn Sie das Verhalten so auf sich wirken lassen, welche Gefühle treten nun in den Vordergrund im Unterschied zu dem ersten Bild? Benennen Sie diese Gefühle genau. Haben diese Gefühle Auswirkungen auf die anderen? Welche Auswirkungen bemerken Sie gerade selbst?

S – Welche körperlichen Resonanzen oder Effekte nehmen Sie gerade wahr und wo genau in oder an Ihrem Körper? Was macht gerade Ihr Puls, Ihre Atmung, was macht gerade Ihr Herz? Wie fühlen sich Ihre Füße an? Können Sie den Boden gut spüren? Welche körperlichen Unterschiede können Sie zum ersten Bild wahrnehmen?

K – Wenn Sie sich nun Ihren Gedanken zu alldem bis hier soeben Erlebten widmen, was steht in diesen Gedankenblasen? Welche Sätze hören Sie vielleicht lauter, welche eher leiser? Was könnten andere denken? Was könnten Menschen denken, die Sie in dieser Situation beobachten? Bewerten Sie die Situation nun anders als zuvor?

5.4 Kombinierte Timeline

Nach meinem Verständnis von Systemischer Traumaberatung sind wir als Praktikerinnen darauf angewiesen, verschiedene Ansätze hinsichtlich ihrer besonderen Funktionalität und Wirkungsweise radikal miteinander zu kombinieren. Vor diesem Hintergrund ist die vorliegende Version der Timeline-Methode besonders sinnvoll. Sie kombiniert die Besonderheiten des systemischen Ansatzes und die der Hypnotherapie und des Neurolinguistischen Programmierens (NLP). In dieser Methode wird die Vergangenheit als auch die Zukunft hinsichtlich ihrer Entwicklungs- und Stabilisierungsmöglichkeiten genutzt.

Aus systemischer Sicht werden grundsätzlich drei Aspekte der Geschichte eines Systems differenziert:

- die Entwicklungsgeschichte des Systems
- die Symptom- bzw. Störungsentwicklung
- die Geschichte der bisherigen Bewältigungs- und Lösungsversuche (Schwing & Fryszer, 2013)

Menschen Leben in Geschichten – in der STB geht es oft um ein Wiedererzählen und die Integration von neu entdeckten Unterschieden und neuen Sichtweisen.

Info • Ziele der Timeline-Arbeit

- Anamnese von Symptomen: Entstehung und bisherige Bewältigungsstrategien (Coping)
- Sortierfunktion
- Entwicklung von zusätzlichen Perspektiven im Kontext der eigenen Systemgeschichte
- Entwicklung einer Lösungsperspektive (weg von der Problemperspektive)
- Zielkonkretisierung

Herleitung

Eine Auftrags- oder Zielabklärung sowie die entsprechende Methodentransparenz sollten in einer vorherigen Sitzung bereits stattgefunden haben.

Wichtig

Zu früh im Beratungsprozess und bei noch nicht ausreichender Stabilisierung ist die Timeline ggf. nicht geeignet, da sie u. a. darauf ausgerichtet ist, Klientinnen mit früheren emotionalen und somatischen Erinnerungen in Kontakt zu bringen. Dies kann immer das Risiko bergen, bei traumatisierten Klientinnen Flashbacks auszulösen. Fragen Sie Spannungszustände Ihrer Klientinnen zwischenzeitlich ab und arbeiten Sie ggfs. im Schwerpunkt aus der Metaposition heraus. Versuchen Sie körpersprachliche Signale wie Mimikresonanz aufzugreifen und als Feedbackmöglichkeit zu nutzen.

Bei der Methode Timeline arbeiten Sie sowohl assoziiert (direkt auf der Timeline bzw. dem Seil) als auch dissoziiert (aus einer nebenliegenden gekennzeichneten Metaposition heraus). Achten Sie darauf, dass Sie während der assoziierten Einheiten die Klientinnen pacen, d.h. begleiten Sie sie in einem angemessenen Abstand auf ihrem Weg auf der Timeline. Halten Sie immer wieder Blickkontakt und achten Sie jederzeit auf ein gut ausbalanciertes, adäquates Tempo, vor allem sprachlich. Es kann hilfreich für die Klientinnen sein, wenn Sie in belastenden Momenten von den Beraterinnen aus einem seitlichen Stand heraus eine unterstützende Hand bzw. die Finger leicht auf die Schulter gelegt bekommen. Fragen Sie jeweils, ob das so in Ordnung ist.

Zeit

Wie der Name der Methode schon vorgibt, ist ein wichtiger Aspekt, sich Zeit für die Erkundung zu nehmen. Pausen machen und Nachspüren ist durchaus erwünscht. Die Arbeit mit der Timeline kann mitunter sehr umfangreich sein. Daher kann es sich je nach Setting anbieten, die Methode auf zwei Sitzungen zu verteilen, wobei es in diesem Fall naheliegend ist, mit der Perspektive in die Vergangenheit zu beginnen.

Material

- Seil oder Kordel ca. 4–5 m
- Zettel oder Moderationskarten, Symbole wie Steine oder Filzblüten
- Stifte oder Marker
- Notizheft für Dokumentation

Beispiel • Instruktion

»Ich möchte Ihnen vorschlagen, dass wir heute an Ihrem Ziel weiterarbeiten. Wenn es in Ordnung für Sie ist, möchte ich Ihnen dazu eine Übung vorschlagen. Sie werden die Möglichkeit bekommen, einen Blick in Ihre Vergangenheit, aber auch in Ihre Zukunft zu werfen. Dies funktioniert so, dass wir Ihr Ziel und Ihren bisherigen Lebensweg zu diesem Ziel mit einem Seil auf dem Boden visualisieren und Sie dann diesen Weg Stück für Stück in Richtung Ziel begehen. Sind Sie damit einverstanden?«

Timeline legen und Gegenwart markieren. Die Klientinnen werden gebeten, ihre Timeline bzw. ihren Lebensweg mit dem Seil auf den Boden zu legen. Die ersten drei Anker werden ausgelegt (drei Zettel mit Geburt, Gegenwart, Ziel bzw. Zukunft)
Beobachterposition (Metaposition) festlegen. Klientinnen werden gebeten, eine Beobachterposition (Metaposition) außerhalb der Linie zu bestimmen. Diese wird mit einem Bodenanker (Metaplankarte, oder zweites kurzes Seilstück in kleinem Kreis ausgelegt) neben der Timeline markiert. Von dieser Beobachterposition sollen die Klientinnen gebeten werden, ihre Timeline zu betrachten und zu überprüfen, ob alles stimmt. »Liegt die Gegenwart richtig im Verhältnis zu Zukunft und Vergangenheit?« Die Metaposition hat auch die Funktion, dass sich Klientinnen in eine sichere Distanz zu sehr intensivem emotionalem Erleben bringen können, wenn dies notwendig erscheint.
Vergangenheit: Geburt bis heute. Aus der Metaposition heraus: »Bitte legen Sie drei Meilensteine und drei Stolpersteine auf der Zeitlinie aus, das sind besondere Ereignisse oder Phasen von Ihrer Geburt bis heute, die für Sie wichtig oder herausstechend waren und die möglicherweise etwas mit Ihrer heutigen Situation zu tun haben könnten«.

Auswahl von prägnanten Ereignissen. Es können z. B. Wohnortwechsel, Verlust, Todesfälle, Krankheiten, (kritische) Beziehungen, Armut, Beziehungsabbrüche, Trennung, aber auch positive Ereignisse (Meilensteine), besondere Erfolge, Neuzugänge (z. B. Geburten), Geschafftes und Überstandenes gewählt und auf der Timeline markiert werden.

Tipp

Besonders die Lebensphasenübergänge sind oft sehr interessante Beobachtungsfelder, da hier zumeist wichtige Anpassungsleistungen erbracht werden mussten oder Konflikte eine Rolle gespielt haben könnten.

Nicht nur bei Kindern und Jugendlichen erscheint die Bindungsgeschichte bedeutsam. Wechsel und Trennung von wichtigen Bindungspersonen können entsprechende Arbeitshypothesen liefern.

»Wählen Sie die Meilen- und Stolpersteine aus, notieren Sie sie auf den Zetteln (Stichworte) und legen Sie diese auf die Timeline. Danach begeben Sie sich zurück auf die Metaposition und prüfen erneut die Timeline hinsichtlich der Stimmigkeit der chronologischen Abstände.«

Assoziiertes Arbeiten: Störungs- und Symptomentwicklung

Nach einer anamnestischen Logik erscheint es nützlich, eine Perspektive auf die Interpunktion z. B. auf die Erstmaligkeit von Ereignissen zu eröffnen:

Stolpersteine. »Wann genau sind Sie sich der Problematik zum ersten Mal in vollem Umfang bewusst geworden? Wie haben sich die Auffälligkeiten ab diesem Punkt weiterentwickelt? Ab welchem Zeitpunkt traten zusätzliche Schwierigkeiten auf? Welche anderen Phänomene entwickelten sich parallel oder in der Folge? Was waren die Auswirkungen?« (auf den drei Systemebenen des biopsychosozialen Modells)

Somatisch Ankern I. Fragen Sie:

- Welches Gefühl liegt obenauf, wenn Sie in dieser Zeit stehen?
- Wo in Ihrem Körper sitzt dieses Gefühl?
- Wie ist Ihre Atmung?
- Wie ist Ihre Haltung?
- Was nehmen Sie noch wahr?

Meilensteine. »Wie ist es Ihnen gelungen, damit fertigzuwerden? Wie haben Sie es geschafft, in dieser Phase besser als sonst zurechtzukommen? Was war damals für Sie hilfreich? Wer hat Sie unterstützt? Worauf konnten Sie sich verlassen? Was haben Sie damals über sich gelernt? Welches Motto oder welche Erkenntnis haben Sie aus dieser Zeit für sich mitgenommen? Wobei war Ihnen das Gelernte auch später von Nutzen?«

Somatisch Ankern II. An dieser Stelle können Sie die Fragen zum somatischen Ankern wiederholen.

Beispiel • Ressourcen: Allgemeine Fragebeispiele aus der Metaposition heraus

- Welche Versuche haben Sie bis heute erfolgreich unternommen, um Ihre Probleme zu lösen?
- Was für Ergebnisse haben Sie erreicht?
- Welche Erfolgserlebnisse gab es in diesem Zusammenhang?
- Was hat Ihnen (trotzdem) Freude gemacht?
- Auf wessen Hilfe (professionell, privat) haben Sie bisher zurückgegriffen?
- Was tun Sie, um hilfreiche Personen zu bewegen, Ihnen zu helfen?
- Wem waren Sie selbst in der Vergangenheit eine Unterstützung?
- Wenn Sie sich an Zeiten erinnern, in denen Sie sich gut gefühlt haben, was hat Sie in diesen Zeiten bewegt? Was hat Sie inspiriert?
- Was haben Sie getan, wenn Sie dafür sorgen wollten, dass es Ihnen wieder besser ging?
- Welche Personen, Orte oder Handlungen waren für Sie hilfreich?
- Welche Ihrer Fähigkeiten würden Sie gerne noch weiter ausbauen? Welche neuen Fähigkeiten würden Sie gerne entwickeln?
- Was würde ein Mensch, der Sie wirklich gut kennt, nennen, was Sie besonders gut können?
- Was lief trotz allem weiterhin gut?
- Worauf war Verlass?
- Welche Fehlschläge haben Sie verkraftet? Wie haben Sie sich davon erholt?
- Wie haben Sie Ihre Strategien oder ihr Verhalten daraufhin angepasst?
- Was hat sich als Sackgasse erwiesen?
- Welche Möglichkeiten haben Sie bisher bewusst noch nicht versucht?
- Welche Schwierigkeiten haben Sie bisher gut meistern können?
- Welche Hindernisse stehen Ihnen noch im Weg? Wie gehen Sie damit aktuell um?

5

Zusammenfassung und Stabilisierung

Assoziiertes Arbeiten: Wie ist die Situation in der Gegenwart?

- Wenn Sie auf Ihre Vergangenheit zurückblicken, was hat Sie zu der Person gemacht, die Sie heute sind?
- Welche Ihrer Fähigkeiten und Ihrer Stärken gehen auf welche Erlebnisse zurück?
- Welche charakterlichen Eigenschaften haben Sie dadurch im Laufe der Zeit entwickelt?
- Was könnte das über Sie als Mensch (Vater, Mutter, Freund, Freundin etc.) aussagen? Wer würde das bestätigen? Wem zeigen Sie diese Seiten von sich?

Somatisch Ankern III:

- Welches Gefühl liegt oben auf, wenn Sie im Hier und Jetzt stehen?
- Wo in Ihrem Körper sitzt dieses Gefühl?
- Wie ist Ihre Atmung?

- Wie ist Ihre Haltung?
- Was nehmen Sie noch wahr?

Abschluss:
- Was war Ihnen wichtig mit dem Blick auf die Vergangenheit? Was ist Ihnen wichtig für die Gegenwart?
- Was ist jetzt anders als vor 60 Minuten?

Wichtig

Loben Sie die Klientinnen! Würdigen Sie die Schwere der Erlebnisse und besonders die Kraft, den Mut, die Beharrlichkeit, die Klugheit etc., die die Klientinnen gezeigt haben, um mit ihren Herausforderungen fertigzuwerden. Eine beeindruckende Leistung, dennoch so weit gekommen zu sein. So vieles, was dafürspricht, dass die Klientinnen auch den nächsten Schritt schaffen werden!

Gegenwart bis Zukunft

Beispiel

Aus der Metaposition einen Zielsatz bilden

»Bitte formulieren Sie einen kurzen Satz, der Ihr Ziel beschreibt. Formulieren Sie den Satz so, dass er keine Verneinung oder Abwesenheit von Problemen beinhaltet, also keine »Nicht-Sätze«: Nicht so: »Ich möchte nicht mehr diese Angst.« Sondern so: »Ich möchte (stattdessen) den Mut haben, mich wieder zu stellen.« »Ich möchte, dass es mir wieder gelingt, mich aktiv um mich zu kümmern, damit es mir besser geht.«

Fragen Sie nach:
«Was ist das Attraktive an diesem Ziel? Was wird sich dadurch verbessern?«

Oder fragen Sie:
»Finden Sie ein Ziel, das Sie beispielsweise in drei Jahren erreicht haben möchten. Überlegen Sie dabei, wer Sie dann sein wollen, in welchen Bereichen Sie dann was tun oder nicht tun möchten, wie, wo und mit wem Sie leben möchten. Ich möchte Sie bitten dieses Zielbild etwas genauer anzuschauen. Sie werden dort ganz selbstverständlich und automatisch so leben, wie es Ihr Zielsatz formuliert. Bitte machen Sie in Ihrem Inneren ein Standbild von dieser Vision. Bitte schildern Sie was Sie dort sehen. Wie gestalten Sie dort Ihren Alltag? Was zeichnet Ihr Leben dort aus? Welchen Gesichtsausdruck können Sie bei sich erkennen? Wie ist Ihre Atmung? Welche Körperhaltung ist erkennbar? Wie werden Sie von (Ihrer Frau, Ihrem Mann / den Kindern / den Mitarbeiterinnen) wahrgenommen?«

Meilensteine zwischen Gegenwart und Ziel festlegen

»Nun möchte ich Sie einladen, bis zu drei Meilensteine oder Zwischenziele und drei zu befürchtende Stolpersteine auf Ihrem Weg zum Ziel festzulegen. Denken Sie nicht zu viel darüber nach. Folgen Sie einfach Ihrem Gefühl, am besten ganz intuitiv. Geben Sie den Steinen einen Namen oder ein Stichwort und legen Sie die entsprechenden Zettel bzw. Symbole auf dem Weg bis zu Ihrem Ziel aus.«

Tipp

Es ist nicht unbedingt notwendig, dass Klientinnen Zwischenziele formulieren. Die nächste Etappe kann bereits das Ziel sein! Lassen Sie die Klientinnen selbst entscheiden.

5

Stolpersteine im assoziierten Modus

Führen Sie Ihre Klientin auf die Gegenwartsmarkierung bzw. auf den Bodenanker. Stellen Sie sich seitlich neben sie und nehmen Sie die gleiche Blickrichtung ein.

Und hier befinden Sie sich jetzt in der Gegenwart (Datum) mit dem Blick auf ihr Ziel.

Klientinnen beschreiben jetzt zuerst die Stolpersteine. Vielleicht sind es Hindernisse, die auf dem Weg erwartet werden.

- Wie groß sind sie?
- Wenn das Hindernis gar nicht auftauchen würde, was wäre dann vielleicht stattdessen da?
- Welche Strategien haben in der Vergangenheit geholfen, mit ähnlichen Herausforderungen umzugehen?
- Wie ist es, wenn man sich dem Hindernis immer weiter annähert? (Klientinnen pacen)
- Welches Körpergefühl tritt auf?
- Wie können Sie das Körpergefühl (Haltung, Atmung) beeinflussen?
- Ist es möglich, um das Hindernis herumzugehen? Wie wahrscheinlich ist es, dass Sie sich auch in dieser Situation auf Ihre Stärken und Ressourcen verlassen können?
- Was müsste geschehen, damit dies noch etwas wahrscheinlicher wird?
- Was brauchen Sie jetzt am dringendsten?
- Was können Sie dafür tun?
- Was benötigen Sie, um den Weg weiter fortzusetzen?
- Woher können Sie das bekommen?
- Wenn das Hindernis eine versteckte gute Seite oder eine Botschaft für Sie hätte, welche könnte das sein?
- Was wenn Sie plötzlich die Fähigkeit hätten, damit fertigzuwerden? Was würden Sie dann tun?
- Welcher erste kleine Schritt wäre bereits jetzt möglich, um das Hindernis erfolgreich zu meistern?

Schreiben Sie die Möglichkeiten und die Strategien, um mit den Stolpersteinen umzugehen, auf kleine Zettel und »neutralisieren« Sie diese. Der Weg ist nun frei begehbar.

Meilensteine im assoziierten Modus

Pacen Sie Ihre Klientin auf den ersten Meilenstein Richtung Ziel. Es geht mit den Klientinnen Richtung Ziel bzw. auf die erste Zwischenstation, den ersten Meilenstein.

Nehmen Sie die Meilensteine mit allen Sinnen wahr. Sie haben den ersten Meilenstein erreicht. Wie ist es jetzt, wo Sie hier sind und spüren können, dass Sie an Ihrem Zwischenziel angekommen sind? Was ist alles Neues da? Wie hat sich Ihr Leben dort bereits verändert? Atmen Sie tief ein und genießen Sie alles, was neu ist. Wie fühlt es sich im Körper an? Wo nehmen Sie die Veränderung wahr? Wie stehen Sie nun? Was haben Sie im Blick? Wie ist Ihre Atmung? Welche Stimmung haben Sie? Wie ist Ihre Motivation?

Freuen Sie sich, dass der erste Schritt gut gelungen ist. Wie ist es, wenn Sie auf die nächste Station schauen? Sind Sie bereit, den nächsten Schritt zu machen? Lassen Sie sich überraschen, was noch alles auf Sie wartet!

Auf das Ziel zugehen, ankommen, nachspüren.

[Sie arbeiten weiter assoziiert auf der Timeline. Der Weg soll nun langsam gemeinsam mit der Beraterin an der Seite zum Ziel begangen werden.]

Imaginieren Sie Ihr Zielbild.

- Jetzt spüren Sie nach, wie es ist, wenn Sie am Ziel ankommen.
- Was ist hier anders?
- Atmen Sie tief ein.
- Was ist da?
- Wer ist da?
- Wie fühlt es sich an?
- Spüren Sie genau nach wie es ist, Ihr Ziel erreicht zu haben.

Überprüfen Sie nun die Auswirkungen der Zielerreichung.

- Wie verhalten sich (Ihre Frau, Ihre Chefin, Ihre Kinder, Ihre Mitarbeiterinnen, Ihre Eltern) Ihnen gegenüber?
- Was wird Ihnen auffallen? Wer wird sich besonders freuen? Wer ärgert sich vielleicht sogar, dass Sie Ihr Ziel erreicht haben oder ist überrascht?
- Was hat sich noch alles verändert?
- Wie ist nun Ihre Körperhaltung? Ihre Atmung? Worüber freuen Sie sich gerade am meisten? Was macht Sie gerade stolz?

Verankern Sie den Zielzustand.

Machen Sie jetzt ein inneres Abbild von diesem Zielzustand. Schließen Sie dazu ruhig kurz die Augen. Wenn Sie mögen, summen Sie eine kleine Melodie zur Erinnerung. Fühlen Sie noch einmal hinein, ob alles in Ordnung ist. Achten Sie auf Ihre Atmung. So wie Sie jetzt atmen, darf es Ihr Erinnerungsanker zu Ihrem Ziel sein. Wenn Sie mögen, versuchen Sie auch das Körpergefühl zu ankern. Wo in Ihnen ist diese Vision gut aufgehoben? Gehen Sie ein paar Schritte im Raum herum mit dem neuen Gefühl, mit der neuen Haltung, mit Ihrer Vision im Inneren.

Exemplarische Fragen und Interventionen aus der Metaposition
Gehen Sie nun zur Metaposition. Betrachten Sie das Bild von hier aus. Gibt es noch etwas das fehlt? Wenn ja, schicken Sie die Ressourcen dorthin, die noch nötig sind. Prüfen Sie erneut Ihr Bild. Was brauchen Sie jetzt noch, um Ihr Ziel zu erreichen?

Verteilen Sie nun alle Ressourcen (Zettel) dort auf Ihrer Zukunftslinie, wo Sie vermuten, dass Sie sie noch brauchen. Überlegen Sie: Was ist schon alles da? Wie stärkt Ihre Vergangenheit Ihnen auf diesem Weg den Rücken? Welche Personen unterstützen Sie? Was sind gute Startbedingungen? Welches wird Ihr nächster kleiner Schritt sein, um sich in diese Richtung zu bewegen?

Hinweis • Beraterische Wirkfaktoren der Timeline-Arbeit

Durch die Imagination der eigenen Vergangenheit werden die entsprechenden alten neuronalen Netzwerke reaktiviert (Svoboda et al., 2006). Dies bietet die Chance, dass zusätzliche Informationen zu den Erinnerungen gespeichert werden können und die eigene Geschichte um entlastende Aspekte erweitert werden kann. Die Imagination einer positiven Zukunft weckt positive neuronale Netzwerke, die sich motivational günstig für den weiteren beraterischen Verlauf und die innere Stabilität auswirken können. Die Vorstellung einer Lösung impliziert außerdem, dass es eine Lösung gibt.

Die Arbeit auf der Timeline hat eine Art Ordnungsfunktion. Erinnerungen werden neu (ein-)sortiert. Klientinnen empfinden diese Sortierfunktion oftmals als sehr hilfreich, zudem entdecken Sie häufig verbesserungsfähige Handlungsmuster und Entscheidungspotenziale, von denen ihnen vorher gar nicht klar war, sie zu haben oder gehabt zu haben.

Nicht zuletzt bietet die Timeline ein großes anamnestisches Potenzial für die Systemische Traumaberatung. Über die Kontextualisierung werden Arbeitshypothesen und neue Perspektiven gewonnen. Ressourcen werden erhoben und bisherige Copingstrategien werden sichtbar gemacht und gewürdigt.

5.5 Das Kleine Ich und das Große Ich

Die Hypothese lautet: Je besser wir unsere eigenen Verhaltens- und Erlebensweisen verstehen und nachvollziehen können, umso leichter kann es uns fallen, diese in positiver Weise zu beeinflussen. In dieser Methode werden wir uns erneut einer Zeitachse bedienen. Die Perspektiven eines Kleinen und eines Großen Ichs erlauben uns, nachzuvollziehen, wie sich Verhalten und Erleben im Laufe der Jahre verändert haben und was vielleicht immer noch ähnlich ist (Hoch & Schnelle, 2018). Hierbei können Veränderungen in Bezug auf Bedürfnisse, Gefühle und (Ich-)Funktionen beobachtet werden. Darüber hinaus können Kompetenzen und Ressourcen fokussiert werden, die neu hinzugewonnen wurden und sogar überdauert haben. Perspektivwechsel zwischen unseren Großen und Kleinen Ichs verdeutlichen außerdem kontextbezogene Veränderungen und die Überprüfung funktionaler und dysfunktionaler Bewältigungsstrategien.

Beispiel • Mögliche Leitfragen zum Ich

- Was tut mein Großes Ich, was bereits mein Kleines Ich gelernt hat?
- Was ist neu dazu gekommen?
- Wie weit ist das Verhalten eines Kleinen Ichs aus der Perspektive eines Großen Ichs nachvollziehbar?
- Worin unterscheidet sich meine heutige Wahrnehmung von meiner früheren?
- Welche Übereinstimmungen gibt es immer noch?
- Welche meiner Verhaltensweisen sind einem Kleinen Ich eher angemessen und welche eher einem Großen Ich?
- Wann zeige ich eher mein Großes Ich, wann ist es in Ordnung, auch noch das Kleine Ich in den Vordergrund zu stellen?

Das Ziel der Methode ist, die Exploration funktionaler und dysfunktionaler Verhaltensweisen und Reaktionsweisen, aber auch die Beobachtung von gemeisterten Entwicklungsschritten und wichtigen Unterschieden von damals zu heute. Die Intervention eignet sich auch gut als Vorbereitung für die Arbeit mit Persönlichkeitsanteilen z. B. dem Inneren Team. Es geht primär darum, die eigenen Verhaltens- und Erlebensweisen zu explorieren und in verschiedenen Kontexten auf ihre Funktionalität hin zu prüfen. Je nach Arbeitshypothese können hierfür Bildkarten genutzt werden.

Die Klientinnen wählen je drei Karten für ihr Kleines Ich. Folgende Fragen könnten nun gestellt werden:

- Was sagen die Bilder über Ihr Kleines Ich aus?
- Welche spezifischen Wünsche oder Bedürfnisse waren früher für Sie besonders wichtig?
- Welche Aufgaben haben Sie schon früh innerhalb Ihrer Familie übernommen? (Was war schon früh Ihre Rolle?)
- Welches Gefühl oder welche Motivation (Triebfeder) hat Sie schon damals besonders beschäftigt? Was war charakteristisch für Ihr Kleines Ich?
- Wie hat Ihr Kleines Ich Beziehungen gestaltet? Wie hat es z. B. gestritten?
- Wie hat es bekommen, was es wollte?
- Was waren seine Stärken?
- Was war seine größte Angst?

Die Klientinnen wählen je drei Karten für ihr Großes Ich. Folgende Fragen können an das Große Ich gestellt werden:

- Was sagen die Bilder über Ihr Großes Ich aus?
- Was sind aktuell Ihre zentralen Wünsche und Bedürfnisse?
- Wie sehen Sie Ihre heutige Rolle innerhalb Ihrer Familie?
- Welche Gefühle oder welche Motivationen begegnen Ihnen heute in Ihrem Alltag, in Bezug auf Ihre Familie (oder Partnerschaft) häufig?
- Was ist charakteristisch für Ihr Großes Ich? Welche Stärken hat es?
- Wie werden heute Beziehungen gestaltet? Was gibt Ihrem großen Ich Stabilität?
- Was kann zu Verunsicherungen führen?
- Wie ist der Umgang des Großen Ichs mit Problemen, Belastungen oder Krisen?
- Wie sorgt Ihr Großes Ich heutzutage für Ihr inneres Kleines Ich?

Die Klientin beschreibt der Beraterin die Auswahl und ihre Assoziationen zu den gewählten Bilden. Unterstützend wird mit einem systemischen Interview gearbeitet, um der Klientin neue Perspektiven auf aktuelle und alte Zusammenhänge zu ermöglichen.

- Welche Übereinstimmungen fallen Ihnen auf?
- Wo gibt es Unterschiede?
- Wer würde das noch so sehen? Wer würde es anders beschreiben?
- Was ist Ihnen wichtig, zu bewahren? Was möchten Sie gerne verändern?
- Wie kam es aus Ihrer Sicht dazu, dass sich Wünsche und Bedürfnisse in dieser Weise verändert haben bzw. nicht verändert haben?
- Welche der Aspekte der Rolle Ihres Kleinen Ichs begegnen Ihnen immer noch manchmal in Ihrem heutigen Leben?
- Wie wirkt sich das noch heute aus?
- In welchen Situationen bemerken Sie dies manchmal?
- Wann ist dies in Ordnung? Wann erleben Sie dies als ungünstig?
- Was haben Sie bisher getan, um dies zu beeinflussen?
- Wie gut wurden damals Ihre Bedürfnisse erfüllt? Wie ist es heute?
- Wann gelingt es Ihnen gut, sich um Ihre Bedürfnisse zu kümmern?
- Wenn Sie an sich selbst in Ihren aktuellen Beziehungen denken, welche Verhaltens- oder Erlebensweisen begegnen Ihnen da gelegentlich, die Sie Ihrem Kleinen Ich zuschreiben würden?
- Welche charakteristischen Gefühle haben sich nicht verändert? Was ist Ihre Erklärung dafür?
- Wenn ich Ihren Partner oder Partnerin fragen würde, was würde er oder sie mir antworten, wie er oder sie Ihre Rolle oder Aufgabe innerhalb Ihrer Familie wahrnimmt?
- Was würde er oder sie mir über die Sichtbarkeit des Großen Ichs und was über die des Kleinen Ichs berichten?
- Welche Auswirkungen hat das auf Ihre aktuelle Beziehung?
- Welches Verhalten, Erleben, Gefühl, Bedürfnis oder welche Funktion hat überdauert?
- Wo erscheint Ihnen dies noch heute angemessen? Wo weniger?

- Was war der ursprüngliche gute Grund dafür?
- In welchen Lebensbereichen haben Sie sich bis heute klar weiterentwickelt? Wo würden Sie gerne noch etwas verändern?
- Was würde Ihr Kleines Ich – wenn es könnte – aus der Vergangenheit heraus zu Ihrem Großen Ich sagen? Welche Bedürfnisse würde es äußern? Was würde Ihr Großes Ich antworten?
- Wofür möchte sich Ihr Großes Ich bei Ihrem Kleinen Ich bedanken? Wofür möchte sich Ihr Kleines Ich bei Ihrem Großen Ich bedanken?

6 Phase VI: Sinn

6.1 Ikigai

6

Der Begriff des »Ikigai« stammt aus dem Japanischen und bedeutet in etwa: »der Grund, morgens aufzustehen«. Er kann auch mit »Lebenssinn« übersetzt werden (Matthews, 1996). Das Konzept beinhaltet eine Haltung, die maßgeblich dafür ist, ein langes, erfülltes und gesundes Leben zu führen. Auf der japanischen Insel Okinawa leben weltweit statistisch die meisten Hundertjährigen. Ihr Geheimnis soll eine ausgewogene Ernährung, regelmäßige Bewegung und ein Leben in Gemeinschaft sein. Die wesentliche Ursache für dieses hohe Alter soll aber ihre Lebenseinstellung sein. Sie haben ihren Grund gefunden, am Morgen aufzustehen, ihr Ikigai.

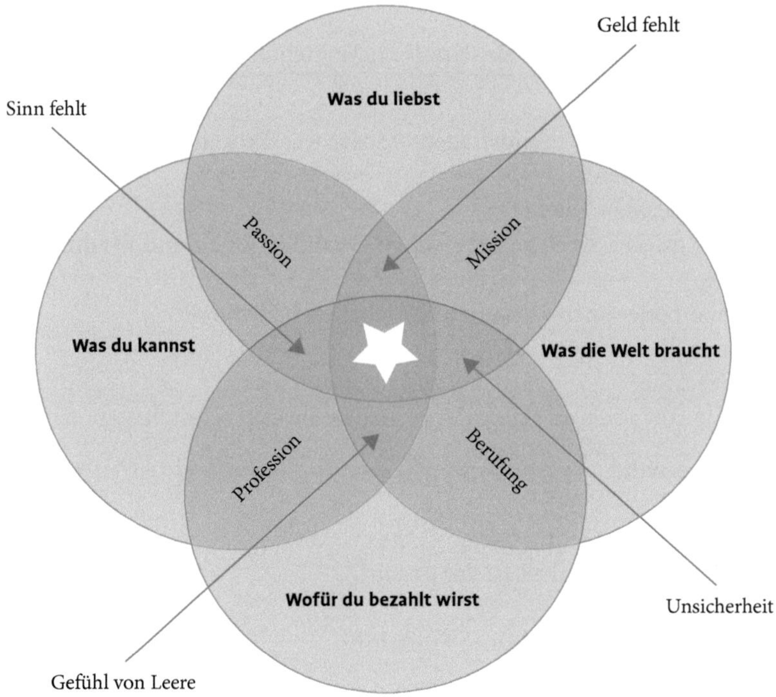

Abbildung 6.1 Ikigai Venn-Diagramm

Alle Kreise überschneiden sich. Die Überschneidungen der nebeneinander liegenden Kreise bilden die Leidenschaft (Passion), den Beruf (Profession), die Berufung (Vocation) und die Aufgabe (Mission) einer Person.

Je zufriedener es Sie macht, in welcher Weise die einzelnen Bereiche »gefüllt« sind, je mehr Resonanz Sie dazu spüren und je ausgeglichener alle Bereiche zueinander sind, umso näher sind Sie an Ihrem Ikigai.

Nicht nur um frustrierende Erwartungshaltungen zu minimieren, sondern auch um zu einer realistischen und zugleich motivierenden Vorstellung zu kommen, halte ich es für wichtig, von Beginn an klarzustellen, dass es ausschließlich um eine Annäherung an einen »optimalen Zustand« gehen kann und selbst ein Erreichen von hundertprozentiger Zufriedenheit kaum von Dauer sein wird, da sich das Leben selbst stets weiter verändert.

Die folgenden Fragen können Ihnen dabei helfen, die vier Ikigai-Bereiche Ihrer Klientinnen zu erfragen:

Was liebe ich?

- Was mögen Sie?
- Was begeistert Sie?
- Was könnten Sie ständig tun, ohne dessen überdrüssig zu werden?
- Was berührt Ihr Herz?
- Wie würden Sie einen Tag füllen, wenn Sie vorübergehend frei von Verpflichtungen wären?
- Was ist ein wichtiger Traum für Sie?
- Was ist Ihnen so wichtig, dass Sie darauf nie verzichten würden?

Was kann ich gut?

- Wenn ich Ihren besten Freund fragen würde, was Ihre größten Stärken sind, was würde er mir aufzählen?
- Was sind Ihre geerbten Talente?
- Was haben Sie gelernt? Welche beruflichen Qualifikationen und Erfahrungen waren wichtig für Sie?
- Welche seltenen oder auch seltsamen Fähigkeiten haben Sie?
- Womit kennen Sie sich gut aus?
- Was interessiert Sie?
- Was haben Sie von anderen gelernt? Was haben Sie sich selbst beigebracht?

Wofür werde ich bezahlt?

- Was ist Ihr Beruf?
- Woher bekommen Sie Geld?
- Was für eine Art von Tätigkeit ist das genau?
- Welche Rolle haben Sie inne?
- Was liegt Ihnen an dieser Rolle und Funktion?

Was braucht die Welt von mir?

- Worin spüren Sie einen Sinn?
- Wo können Sie Ihre Werte und Prinzipien leben?
- Woran soll man sich erinnern, wenn Sie eines Tages nicht mehr da sind?
- Wer würde Sie vermissen? Was würde der Mensch vermissen? Wer noch? Was noch?
- Worauf können sich andere Menschen bei Ihnen immer verlassen?
- Was brauchen andere Menschen von Ihnen?
- Worin sind Sie gut und wie profitieren andere davon?
- Wann haben Sie schon einmal anderen geholfen? Womit?
- Für wen sind Sie immer da, wenn er oder sie in Not wäre?

Sollte sich in einem Bereich weniger finden lassen, könnte es sich lohnen, hier genauer zu betrachten, welche Möglichkeiten bestehen, sich hier noch besser aufzustellen. An dieser Stelle ergibt sich häufig noch ein zweites – neues – Anliegen für die STB, welches sich lohnen könnte, weiterverfolgt zu werden.

6.2 Resonanz und Werte

> Die Dinge haben nur den Wert, den man ihnen verleiht.
> *Jean Baptiste Molière*

Der Mensch kann immer nur die Bereiche seines Lebens wahrnehmen, für die er eine Resonanzfähigkeit hat. Werte sind eng verknüpft mit unseren Bedürfnissen. Die Befriedigung unserer Bedürfnisse unterliegt in aller Regel bestimmten Verhaltensmustern. Wenn wir in Beziehung zu unseren Werten sind, sind wir in Beziehung mit uns selbst und mit unserer Umwelt. Machen wir uns unsere Werte bewusst, lernen wir viel über uns selbst. Verliert sich die Resonanz oder unsere Resonanzfähigkeit zu den Werten, entfremden wir uns sowohl nach innen als auch nach außen. Umgekehrt gilt: Werte zu haben, kann Selbstwert schaffen. Hartmut Rosa (2019) hat mit seiner Soziologie der Weltbeziehung ein Erklärungsmodell geliefert, mit dem die herrschende Lähmung innerhalb einer Welt von »überbeschleunigten« gesellschaftlichen Strukturen beschrieben werden kann. In der Ausdrucksweise von Hartmut Rosa geht es um eine stumme Weltbeziehung im Gegensatz zu einer resonanten Weltbeziehung. Eine resonante Weltbeziehung ist ein wichtiges Kriterium für ein gutes und erfüllendes Leben. Das gute Leben sei das Ergebnis einer Weltbeziehung, die durch die Etablierung und/oder Erhaltung von Resonanzachsen gekennzeichnet ist, welche es den Menschen erlauben, sich in einer antwortenden Welt getragen zu fühlen. In Resonanz gehen können Menschen grundsätzlich mit allen möglichen Werten.

Übersicht • Resonanzachsen

Rosa (2019) macht drei verschiedene Resonanzachsen ausfindig:

(1) die horizontalen Resonanzachsen, also die intrinsischen und auch zwischenmenschlichen Werte

(2) die diagonalen Resonanzachsen zu den (materiellen) Dingen

(3) die vertikalen Resonanzachsen zur Welt als Ganzes, hierzu zählt z. B. auch Religion oder Spiritualität

Resonanzgeschehen beruht auf gegenseitiger Ansprechbarkeit. Die Resonanzfaktoren müssen ansprechbar sein, aber auch der Mensch muss ansprechbar sein für die Resonanzfaktoren. In Bezug auf Werte könnte man also sagen, dass die Werte mit einer eigenen Stimme den Menschen ansprechen können müssen. So entsteht eine wechselseitige Beziehung, ein Resonanzraum, der für uns erfahrbar wird.

Ausgehend von dieser Perspektive kann eine Relevanz, dieser »Werteresonanz« für individuelle Entwicklung, Stabilisierung, Lernen und sogar Heilen angenommen werden. Vergleichbare Perspektiven gibt es auch in anderen Modellen, etwa der Resilienzforschung, der Salutogenese (Teilaspekt Kohärenzmodell) von Antonovsky, der Achtsamkeit (MBSR) und der Mentalisierungsbasierten Therapie (Bateman & Fonagy, 2015).

Hierbei sei insbesondere auch das Good-Lives-Modell (GLM) nach Ward und Willis (2016) genannt. Studien deuten darauf hin, dass Risikofaktoren (für Straftäter) geringer werden, mit dem Vorhandensein von kohärentem Selbsterleben in Bezug auf bestimmte »Güter« (Simons et al., 2006). Hierunter fallen unter anderem auch Zusammenhänge wie Werte, aber auch Lebensbereiche, die ebenfalls Resonanzfaktoren im Rosa'schen Sinne darstellen können.

Die Idee dieses anamnestischen Vorgehens zum Erheben von Werten beruht auf der Annahme der Nützlichkeit einer besseren Kenntnis unserer idiosynkratischen Werte bzw. Resonanzachsen für Therapie und Beratung. Die Methode und die Liste der einzelnen Werte ist angelehnt an Michael Tomoffs (2022) Werte-Interview »In 5 Schritten zum Kern«. Die hier vorliegende Variante ist dem hypnosystemischen Ansatz nahe, da es unter anderem um das Erspüren von »Etwassen« geht, die sinnbildlich für etwas stehen, was (noch) schwer greifbar und schwer in Worte zu fassen zu sein scheint.

Resonanz analysieren

Wählen Sie maximal zehn Werte aus. Bitte suchen Sie die Werte (exemplarische Liste unten) aus, die in Ihnen eine Resonanz erzeugen. Es sind hier nicht die Werte gemeint, von denen Sie annehmen, dass andere sie an Ihnen gutfänden oder gar erwarten, sondern suchen Sie bitte die Werte, die Ihnen wirklich etwas bedeuten: Womit schwingen Sie? Wann fangen Sie Feuer? Was bewegt Sie? Was löst *etwas* bei Ihnen aus?

Vielleicht fühlen Sie körperlich *etwas*, wenn Sie an (…) denken. Vielleicht kommen Ihnen Gefühle, Ideen, Impulse oder Bilder. Nehmen Sie sich Zeit, Ihre Wahrnehmung genau zu beobachten und zu erspüren. Was geschieht, wenn Sie sich dem ausgewählten Wert noch weiter nähern? Schließen Sie ggf. kurze Zeit die Augen. Machen Sie den Versuch, sich selbst und dem *Etwas* auf die Spur zu kommen. Vielleicht geraten Sie in Resonanz mit Werten, die Sie schon lange treu begleiten, die Ihnen helfen und die Sie als persönliche Ressource identifizieren und auf die Sie sich jederzeit verlassen würden. Es könnte aber durchaus auch bei einem Wert etwas bei Ihnen zum Schwingen kommen, den Sie längere Zeit nicht berücksichtigt haben, den Sie aber schmerzlich vermissen oder von dem Sie wissen, dass er eigentlich wichtig für Sie wäre. Etwas von dem Sie spüren, dass es Ihnen fehlt und wodurch Sie motiviert sind, Dinge in dieser Richtung zu verändern.

Fokussierung durch Verdichtung

Priorisieren Sie noch einmal, indem Sie die zehn Werte auf fünf reduzieren. Das Reduzieren bedeutet nicht, dass die anderen Werte weniger Wert haben, sondern nur, dass die übrig gebliebenen fünf Werte für Sie aktuell am wichtigsten sind.

Sortieren mithilfe der Skala: Tragen Sie den Wert in die Tabelle ein und orientieren sich hierbei an der Skala.

(1) aktuell vorhandene Resonanz
(2) geschätzter höchster Wert an gefühlter Resonanz in der Vergangenheit
(3) Wunsch bzw. Ziel: Wie hoch sollte der Wert für mein Resonanzerleben in Zukunft liegen?

Tabelle 6.1 Resonanz zu Werten

Resonanz zu Wert:	1	2	3	4	5	6	7	8	9	10	Resonanz aktuell (1-10)	Vergangenheit (1-10)	Wunsch (1-10)
Konstruktivismus								×			8	3	9
Diplomatie						×					6	2	8
Genügsamkeit					×						5	6	8
Sportlichkeit				×							4	7	6

Im Anschluss an diese Ergebnisse eignen sich die folgenden beraterische Leitfragen für die »Werte der Werte«:

- Ist dieser Wert wirklich der wichtige Wert für Sie? Bitte prüfen Sie noch mal, ob nicht noch ein ganz anderer Aspekt dahinterstehen könnte. Spüren Sie in sich hinein und denken Sie an den Wert und sich selbst. Wie stimmig ist Ihre Auswahl?

- Für wen außer Ihnen selbst wäre es gut, wenn Sie diesen Wert weiter verbessern würden?
- Wie zufrieden sind Sie mit dem aktuellen Wert?
- Was hat dazu geführt, dass der Wert früher so gewesen ist und nicht niedriger oder höher?
- Vergleichen Sie: Was war früher anders als jetzt bzw. was ist jetzt anders geworden als früher?
- Was wäre anders, wenn Sie in Zukunft Ihren Wunsch-Wert erreichen würden?
- Woran würden andere bemerken, dass Sie diesem Wert ab sofort eine höhere Bedeutung beimessen?
- Welche wichtigen kleinen oder größeren Bedürfnisse ist der Wert in der Lage, zu befriedigen?
- Wozu ist es wichtig, auf diese Bedürfnisse Rücksicht zu nehmen?
- Wem könnten Sie von Ihrem Vorhaben, den Wert mehr zu leben, erzählen und sogar auf Unterstützung hoffen?
- Welcher kleine Schritt wäre möglich, um den aktuellen Wert bereits morgen ein kleines bisschen zu verbessern?
- Welche Erinnerungsanker, die in Ihrem Lebensalltag sichtbar sind, könnten Sie sich wählen, die Sie in nächster Zeit zuverlässig an den zu verbessernden Wert erinnert?
- Was müssten Sie tun, um den Wert wieder aus dem Blick zu verlieren?
- Was würden Sie tun, wenn Sie bemerken, dass Ihnen das Vorhaben, ein größeres Augenmerk auf diesen Wert zu legen, wieder entgleitet?
- Woran würden Sie es wahrscheinlich bemerken, sodass Sie gegensteuern können?
- Wann ist ein guter Zeitpunkt, um sich selbst in Bezug auf dieses Entwicklungsvorhaben zu überprüfen?
- Wer wäre für diese Überprüfung eine gute Ansprechpartnerin?

Info • Hinweis für die Arbeitshypothesen

Werte und Bedürfnisse wohnen in derselben Straße in direkter Nachbarschaft, nur wenige Hausnummern weiter leben die Funktionen der Werte und auch die (Familien-)Traditionen.

Werte und Bedürfnisse

Abenteuer, Abwechslung, Achtsamkeit, Achtung, akkurat sein, Akribie, Aktualität, Akzeptanz, Allparteilichkeit, Anerkennung, Anpassungsfähigkeit, Anschluss, Anstand, Antrieb, Anziehungskraft, Aufgeschlossenheit, Aufopferung, Aufrichtigkeit, Ausbildung, Ausdauer, Ausdrucksfähigkeit, Ausgeglichenheit, Ausgelassenheit, Authentizität, Ästhetik

Balance, Bedachtsamkeit, Beflissenheit, Bedeutung, Begeisterung, Begierde, Beharrlichkeit, Beherrschung, Beliebtheit, Bereitschaft, Bescheidenheit, Besonnenheit, Bestätigung, Bestimmung, Bewusstsein, Bindung, Brauchbarkeit, Brillanz, Bücher

Charisma, Charme, Cleverness, Coolness

Dankbarkeit, Demut, Diplomatie, Diskretion, Disziplin, Dominanz, Dreistigkeit, Durchsetzungsvermögen, Dynamik

Edelmut, Effektivität, Effizienz, Ehre, Ehrfurcht, Ehrgeiz, Ehrlichkeit, Eifer, Eigenständigkeit, Einfachheit, Einfallsreichtum, Einfluss, Einfühlungsvermögen, Einheit, Einsamkeit, Einsichtigkeit, Einzigartigkeit, Ekstase, Elastizität, Eleganz, Empathie, Energie, Engagement, Entdeckung, Enthusiasmus, Entschlossenheit, Entschiedenheit, Entspannung, Erfahrung, Erfolg, Erfindungsreichtum/ Erfindungsgabe, Erholung, Ermutigung, Ernsthaftigkeit, Ethik, Expertise, Extravaganz, Exzellenz

Fähigkeiten, Fairness, Familiensinn, Faszination, Finanzielle Unabhängigkeit, Findigkeit, Fitness, Fleiß, Flexibilität, Flow, Fokus, Freiheit, Freude, Freundlichkeit, Freundschaft, Frieden, Frohsinn, Frömmigkeit, Führung, Fülle, Furchtlosigkeit, Fürsorge

Garten, Gastfreundschaft, Geben, Geborgenheit, Gehorsam, Gelassenheit, Geld, Gemeinschaft, Genauigkeit, Genügsamkeit, Genuss, Gerechtigkeit, Geschicklichkeit, Geschwindigkeit, Gemütlichkeit, Geselligkeit, Gesundheit, Gewandtheit, Gewinn, Glaube, Glaubwürdigkeit, Glück, Gnade, Großzügigkeit, Gründlichkeit, Güte, Gutmütigkeit

Harmonie, Hartnäckigkeit, Haus, Heiligkeit, Heimat, Heiterkeit, Herausforderung, Herkunft, Herz, Herzlichkeit, Hilfsbereitschaft, Hingabe, Hochgefühl, Hoffnung, Höflichkeit, Humor, Hygiene

Idealismus, Ideen für die man lebt, Idole, Innovation, Inspiration, Integrität, Intelligenz, Intensität, Intimität, Intuition

Jugendlichkeit, Jagdinstinkt

Kameradschaft, Klarheit, Klugheit, Komfort, Kommunikation, Kompetenz, Kongruenz, Konstruktivismus, Konsum, Kontinuität, Kontrolle, Konzentration, Kooperation, Kreativität,

Lebendigkeit, Lebenslanges Lernen, Lebhaftigkeit, Leidenschaft, Leistung, Liebe, Logik, Loyalität, Lust

Macht, Männlichkeit, Mäßigung, Materielles, Medien, Meditation, Meisterschaft, Milde, Minimalismus, Mitgefühl, Mode, Motivation, Mündigkeit, Musik, Mut

Nachdenklichkeit, Nachhaltigkeit, Nächstenliebe, Nähe, Natur, Neugier, Neutralität, Nutzen

Offenheit, Optimismus, Optimierung, Ordnung, Organisation, Originalität

Partizipation, Perfektion, Pflege, Pflicht, Phantasie, Potenz, Pragmatismus, Präsenz, Präzision, Privatsphäre, Praxis, Produktivität, Professionalität, Pünktlichkeit

Qualität, queer sein, Quatsch machen

Raffinesse, Rausch, Realismus, Reflektion, Reichtum, Reife, Reinheit, Reinlichkeit, Reisen, Religiosität, Respekt, Revolution, Ruhe, Ruhm

Sauberkeit, Scharfsinn, Schläue, Schönheit, Schöpfung, Schwung, Selbstbeherrschung, Selbstbeobachtung, Selbstentwicklung, Selbstliebe, Selbstlosigkeit, Selbstvertrauen, Sensitivität, Sexualität, Sicherheit, Signifikanz, Sinn, Sinnlichkeit, Sittsamkeit, Solidarität, Sorgfalt, Spannung, Sparsamkeit, Spaß, Spiel, Spiritualität, Spontaneität, Sport, Sportlichkeit, Stabilität, Stärke, Stille, Stringenz, Struktur, Sympathie, Synergie

Tapferkeit, Teamplay, Teilnahme, Tiefe, Toleranz, Tradition, Transparenz, Transzendenz, Treue, Tugend

Überlegenheit, Überraschung, Überzeugung, Umgänglichkeit, Unabhängigkeit, Unerschrockenheit, Unerschütterlichkeit, Unparteilichkeit, Unterhaltung, Unterstützung, Unterscheidung, Unverfälschtheit, Unvoreingenommenheit, Urteilsfähigkeit

Verantwortung, Verbindung, Vergebung, Verehrung, Vereine, Vergnügen, Vermögen, Vernunft, Verspieltheit, Verständnis, Vertrauen, Verwandtschaft, Vielfalt, Vision, Vitalität, Vollendung, Vorbild sein

Wachsamkeit, Wachstum, Wahrheit, Wahrnehmung, Wärme, Weiblichkeit, Weisheit, Wertschätzung, Widerstandsfähigkeit, Wildheit, Wirksamkeit, Wirtschaftlichkeit, Wissen, Wissensdurst, Witz, Wohlbefinden, Wohlgefallen, Wohlstand, Wohlwollen, Würde

Zeitlosigkeit, Zieleorientierung, Zufriedenheit, Zugänglichkeit, Zugehörigkeit, Zuneigung, Zuverlässigkeit, Zweck

(Liste modifiziert nach Tomoff, 2022)

Tipp

Es scheint eine unüberschaubare Zahl an Werten (oder dem, was Menschen damit verbinden) zu geben. Für die Übersichtlichkeit im Prozess rate ich dringend dazu, vorerst mit maximal zehn Werten anzufangen und im weiteren Verlauf des Prozesses die Anzahl nochmal mindestens zu halbieren.

6.3 Skalierungsfragen: Variante für die methodische Arbeit zu Zielen

Skalierungsfragen bilden ein Schema lösungsorientierter Beratung ab. Weshalb befindet sich eine Methode zu Zielfokussierung in der Phase VI: Sinn? Ganz einfach: Menschen, die sich Ziele im Leben setzen, verfolgen ihren ganz persönlichen Fixstern. Es gibt ihnen Richtung und Fokus, wodurch Motivation und Wille gesteigert werden. Ziele zu erreichen, bedeutet für den Nucleus Accumbens – das Belohnungszentrum unseres Gehirns – einen guten Grund für Dopaminausschüttung (Thanarajah et al., 2019). Dopamin bewirkt zumeist, dass man noch mehr Dopamin möchte, wodurch die Bereitschaft zur Leistungssteigerung erhöht wird. Verstehen wir Leistungsbereitschaft als Gegengewicht zu Antriebslosigkeit, wird deutlich, wozu es nützlich ist, immer wieder mit Klientinnen Ziele zu erarbeiten.

(1) Einstimmung: Was will ich konkret verändern? Wie heißt mein Ziel?
(2) Auf einer Zufriedenheitsskala von 0 bis 10 (0 = überhaupt nicht, 10 = sehr), wo stehe ich im Moment?
(3) Worin unterscheidet sich dieser Wert von einer 0? Was kann ich schon als Erfolg werten?
(4) Paradox: Was müsste ich tun oder nicht mehr tun, um mich um einen Wert zu verschlechtern?
(5) Bei welchem Wert wäre es schon ein guter Erfolg?
(6) Wann in der Vergangenheit war der Wert schon einmal höher als jetzt? Was war da anders?
(7) Welcher kleine Schritt in Richtung Ziel scheint vom aktuellen Wert betrachtet am logischsten?
(8) Was würde Sie sicher auf den übernächsten Wert bringen? Was wäre dann da anders im Vergleich zu jetzt?
(9) Angenommen Sie erreichen das Ziel, was wäre hier für Sie anders? Was ist hier nun möglich, was momentan so schwierig erscheint? Worauf sind Sie nun stolz? Zählen Sie die Etappen auf, die bis hierher nötig waren, zu gehen. Welche Ressourcen haben Ihnen dabei geholfen, das Ziel zu erreichen? Wer hat Sie unterstützt? Was war ein guter Moment, um sich in Bewegung zu setzen?

7 Phase VII: Bilanzierung, Zukunftsstrategie und Abschluss

7.1 Bilanzen

In der Systemischen Traumberatung wird der Entwicklungsfortschritt der Klientinnen zu verschieden Zeitpunkten betrachtet, um zu überprüfen, welche Fortschritte sich im Sinne des Veränderungsanliegens entwickeln. Wir können folgende Formen der Bilanzierung unterscheiden:

(1) die lösungsorientierte Bilanz
(2) die Zwischenbilanz
(3) die Abschlussbilanz

Lösungsorientierte Bilanz

Ganz im Sinne des Contractings (s. Abschn. 1.2) müssen sich Beraterin und Klientin in jeder Sitzung immer wieder darauf verständigen, wie das (heutige) Anliegen heißt, welche Bedarfe sich vielleicht gerade ergeben oder ob das Ziel eigentlich immer noch das Ziel ist. Grundsätzlich gibt das Manual für die STB immer eine Menge Methoden vor, jedoch darf dabei nicht außer Acht gelassen werden, dass sich sowohl Wünsche als auch Notwendigkeiten der Klientinnen jederzeit verändern können. Die Prozessorientierung steht hierbei gleichberechtigt neben dem manualisierten Vorgehen.

In jeder Sitzung aufs Neue darf also gefragt werden:

- ▶ Was ist seit der letzten Sitzung anders geworden?
- ▶ Was hat sich verbessert?
- ▶ Was war bisher nützlich oder hilfreich?

Nutzen Sie auch Skalierungsfragen zum Fokus-Fortschritt:

- ▶ Auf einer Skala von 0 bis 10, für Fortschritt in Richtung Ziel, wobei 0 gar kein Fortschritt bedeutet und 10 für maximalen Fortschritt, welchen Wert geben Sie sich für den Zeitraum seit unserer letzten Sitzung?
- ▶ Was muss noch nachjustiert werden, damit bis zur nächsten Sitzung zumindest ein einziger Wert höher auf der Skala erreicht wird?

Zwischenbilanz

Wenn deutlich wird, dass sich der Gesamtprozess ungefähr auf der Halbzeit befindet (Zeitrahmen, Fortschritt innerhalb der Phasen der STB) ist der richtige Moment, um ein

Zwischenresümee zu ziehen: Was wurde bis hierher schon alles erreicht? Es werden in dieser Sitzung auch insbesondere die extratherapeutischen Aspekte beleuchtet, also alles, was sich außerhalb der Sitzungen entwickelt hat. Hierbei wird außerdem ermittelt, was noch fehlt, um weiterzukommen, aber auch was schon richtig gut funktioniert und wovon dementsprechend gerne noch mehr gemacht werden darf. Für diese Zwischenbilanzen hat sich die Methode der Figurenaufstellung besonders bewährt.

Figuren-Aufstellung für die Bilanzierung. Es geht um einen Abgleich zwischen vorher, also der Zeit vor der STB, und nachher, also dem jetzigen Zeitpunkt. Für die Zeit »Vorher« und »Jetzt« wird jeweils eine Figuren-Aufstellung gemacht. Dies erzeugt eine hohe Unterschiedsbildung und kann dazu führen, dass Klientinnen von sich selbst und ihren Leistungen überrascht werden.

Aufstellung zu »Vorher«

- Welche Menschen waren in der Zeit vor der STB in Ihrem nahen oder weiteren Freundes-, Bekannten- und Familienkreis? Wer erscheint Ihnen wichtig für diese Aufstellung?
- Bitte stellen Sie zu Beginn eine Figur für sich selbst auf das Brett. Positionieren Sie nun alle weiteren Figuren als Repräsentanten, nach Ihrem Gefühl für Nähe und Distanz zueinander.

Es folgt ein kleines Interview der Figuren, wobei vor allem die zirkuläre Perspektive genutzt wird.

Angenommen, in dieser Zeit vor dem Beginn der STB hätte ich die Möglichkeit gehabt, diese Menschen zu befragen, wie sie Sie wahrnehmen. Welche Antworten wären dann wahrscheinlich gewesen? Gehen wir die einzelnen Menschen einmal durch.

An die Klientin selbst:

- Was tun Sie in dieser Zeit innerhalb eines normalen Tagesablaufes?
- Was beschäftigt Sie?
- Wie ist Ihre Stimmung?
- Was plagt oder sorgt Sie?
- Wie halten Sie sich über Wasser?
- Welche Körperhaltung haben Sie meistens? Was steht in Ihrem Gesicht geschrieben?

An die anderen Personen mit Blick auf die Klientin:

- Wie beschreiben Sie die Beziehung zu »Klientin«?
- Was ist Ihr Impuls mit Blick auf »Klientin«?
- Was ist Ihre Hoffnung für sie?
- Mit welchem Gesichtsausdruck schauen Sie sie an?
- Was denken Sie über sie?
- Was sagen Sie ihr ganz offen?
- Was trauen Sie sich vielleicht gerade nicht, laut zu sagen?
- Welchen Wunsch haben Sie an »Klientin« oder für »Klientin«?

Aufstellung zu »Jetzt«. Bitte verlassen Sie das vergangene Bild (Brett wird von der Klientin abgeräumt) und kehren Sie in die Gegenwart zurück. Überlegen Sie einen Moment: Wie ist Ihre Situation aktuell? Wie sind momentan Ihre Beziehungen? Bitte stellen Sie nun wieder alle Figuren so auf, wie Sie es zurzeit für sich empfinden.

Es können nun wieder die oben vorgeschlagenen Fragen, genutzt werden. Zusätzlich bieten sich jetzt noch die folgenden »abschließenden« Fragen an die einzelnen Figuren an:

- Was macht Sie mit Blick auf die »Klientin« schon ganz schön stolz?
- Was hat Sie überrascht?
- Was wünschen Sie sich ganz konkret von ihr?
- Was denken Sie, wäre für »Klientin« noch wünschenswert weiterzuentwickeln?
- Was scheint der nächste logische kleine Schritt zu sein, den »Klientin« gehen sollte?

Abschließend kann die Klientin gefragt werden, was nun anders ist als noch vor 50 Minuten, um die für sie wichtigen Erkenntnisse für sich zu extrahieren und die nächsten Schritte zu planen.

Abschlussbilanz

In der letzten Sitzung dürfen sowohl die Beratenden als auch die Klientinnen ein Resümee ziehen. In Ruhe wird gesammelt, welche Schritte gegangen wurden, was erreicht wurde, was sich verbessert hat, wie es erhalten werden kann, welche Skalenwerte eine Rolle spielten und wie sich die Werte verändert haben (Unterschiedsbildung). Reflektieren Sie gemeinsam mit Ihren Klientinnen darüber, welche Symbole in dem Beratungsprozess aufgetaucht sind, welche bedeutenden Rituale und auch einfach Verhaltensänderungen in den Alltag integriert wurden. In dem Gespräch sollte es darum gehen, was die Ideen sind, wie mit »Rückfällen« in alte Verhaltens- oder Erlebensmuster umgegangen wird. Was gibt es für diese Situationen für Strategien oder Pläne? Fragen Sie auch ganz offen, was die Klientinnen für ihr größtes Risiko halten, was aber auch für ihre größte Chance? Wie werden sie mit diesen Aspekten in den nächsten Monaten oder gar Jahren umgehen? Wer wir für sie da sein und sie in ihren Bestrebungen begleiten?

Tipp • Klatsch und Tratsch in Anwesenheit des Klientensystems als Abschlussintervention

Sollten mehrere professionelle Helferinnen am Abschlussgespräch teilnehmen können, bietet sich hier eine Chance für eine wunderbare und sehr effektive Methode:

Beratende und Vertretung, Diagnostikerinnen und Therapeutinnen oder ein Co-Beraterinnenteam etc. tauschen sich zum Abschluss über die beobachteten Entwicklungen, gewonnenen Ressourcen, erreichten Ziele und Fortschritte aus. Das Klientensystem sitzt währenddessen daneben und hört ausschließlich zu. Sie beschreiben sich gegenseitig – wie in einem Reflecting Team (Palazzoli et al., 2003) –, welche Erfahrungen Sie in der Zusammenarbeit mit dem Klientensystem gemacht haben, was Sie beeindruckt hat und was Sie ganz explizit loben möchten. Auch gute

Wünsche und Hoffnungen werden hier platziert, ebenso wie Hypothesen über die nächsten Entwicklungsschritte. Es könnten auch andere Menschen diese Intervention durchführen. Denkbar sind alle Kombinationen von Menschen, die den Stabilisierungsprozess enger begleitet haben, z. B. Sozialarbeiterinnen und Beraterinnen, Jugendamtszuständige und Sozialpädagogische Familienhilfe, Pflegeeltern und Case-Managerinnen der Eingliederungshilfe oder sogar Partner oder Partnerinnen und die Beraterin, wobei dann die Personen im Vorfeld für die Methode gecoacht und sensibilisiert werden müssten.

Abschlussfragen an das Klientensystem wären z. B.:

- Was war wichtig, für Sie zu hören?
- Was hat sich gut angefühlt?
- Was haben Sie dabei gedacht?
- Was werden Sie in Ihrem Herzen behalten?
- Wofür sind Sie dankbar? Ihnen selbst? Anderen? Ihren Helferinnen?

7

7.2 Abschlussintervention mit Bildimpulsen

Tipp

Grundsätzlich können Schlussinterventionen (Palazzoli et al., 2003) auch ohne Bildkarten gemacht werden. Es geht bei dieser Intervention darum, den Klientinnen zum Abschluss noch etwas mit auf den Weg zu geben, das in Erinnerung bleibt. Es bieten sich hierfür zum Beispiel Beobachtungen von Ressourcen und auch Veränderungen an, die die Beraterin im Verlauf des Prozesses machen konnte und jetzt konnotiert. Es können hierzu Metaphern oder kleine Geschichten gewählt werden oder auch zärtlich respektlose Hinweise auf scheinbar nützliche Problemerhaltungsstrategien. Es könnten auch langfristige Hausaufgaben oder Experimente verschrieben werden, die den Prozess auch in der Zukunft weiter lebendig halten. Bewährt hat sich auch, Lob und Komplimente auszusprechen und vielleicht sogar kleine symbolische Gegenstände zu verschenken, die die Klientinnen immer an den wichtigen Entwicklungsprozess erinnern sollen.

Für die Variante mit Bildimpulsen benötigen Sie ein Bildkartenset Ihrer Wahl. Ausnahmsweise sind nun Sie als Beraterin an der Reihe, eine bis drei Karten auszusuchen. Sie können auch einfach eine Sammlung ausdruckstarker Postkarten (z. B. mit Landschaften, Kunst, Elementen oder Menschen) für diese Übung nutzen. Nach einer kurzen Pause stellen Sie vor, wozu Sie gerade diese Karte für die Abschlussintervention ausgesucht haben.

Bei der Auswahl Ihrer Karte geht es darum, was Ihrer Ansicht nach das Besondere an den stattgefundenen Sitzungen war. Versuchen Sie, eine kleine Zusammenfassung von dem zu geben, was Sie an Ihren Klientinnen z. B. in Bezug auf Ressourcen wahrnehmen konnten. Überlegen Sie, was Sie Ihrer Klientin noch mit auf den Weg geben möchten. Was gab es zum Beispiel Überraschendes, Beeindruckendes oder auch Lustiges während des Prozesses? Wählen Sie einige Karten, die Ihre Rückmeldung entsprechend treffend symbolisieren. Hier einige Beispiele für Ihre Bilderauswahl:

- ein Bild für aussichtsreiche Entwicklungen
- ein Bild für: Mit welcher Stimmung blicken Sie in die Zukunft der Klientin?
- ein Bild für: Worauf möchten Sie abschließend noch einmal den Blick richten?
- ein Bild für: Welchen Aspekt möchten Sie zum Abschluss nochmal hervorheben?
- ein Bild für: Welche kompetenzfokussierte Hypothese für die Zukunft möchten Sie Ihren Klientinnen schenken?
- ein Bild für ein Lob oder Kompliment
- ein Bild für eine langfristige Hausaufgabe, ein Experiment, eine Beobachtungsaufgabe oder eine paradoxe Verschreibung, die Sie ihnen mit auf den Weg geben möchten

Gleichzeitig oder abschließend können auch Ihre Klientinnen eine Karte wählen. Die Leitfrage für diese Karte lautet ganz simpel:

- Was nehme ich mit, was mir in Zukunft gut helfen wird, stabil zu bleiben?

7.3 Rückfallstrategien

Es kommt die Zeit nach der Systemischen Traumaberatung. Nun besteht das Risiko, wieder in alte Verhaltens- oder Erlebensmuster zurückzufallen. Es sollte eine Checkliste erarbeitet werden, mit den verschiedenen Möglichkeiten, darauf zu reagieren.

System

- Wer wird einbezogen?
- Wer hilft aus dem näheren Umkreis?
- Wie gut müssen diese Menschen im Vorfeld informiert sein?
- Könnte ein gemeinsamer Termin mit den wichtigen Menschen hilfreich sein, um die nötige Sensibilität herzustellen?
- Was kann in Bezug auf das Hilfesystem reaktiviert werden?
- Gibt es z. B. die Möglichkeit, vorübergehend nochmal Beratung zur Stabilisierung in Anspruch zu nehmen?

Selbstregulation

- Auf welche zusätzlichen Strategien kann ich im Ernstfall zurückgreifen, wenn ich merke, dass gerade die alltäglichen routinierten Strategien nicht mehr ausreichen?
- Wie genau heißen die Plan-B-Strategien? Welche können für Emotionsregulation genutzt werden? Welche bei Prokrastination oder beginnender Depression? Welche bei Angstzuständen?
- Aber auch: Wie werden Klientinnen es feiern, wenn sie drei Monate, ein halbes oder sogar ein ganzes Jahr stabil bleiben?

Test: kalkulierter Rückfall

- Was genau müssten Sie tun, wenn Sie aus einem völlig verrückten Grund versuchen wollten, Ihre Symptome oder Probleme für einige Zeit wieder zu sich einzuladen?
- Wie müssten Sie es vorbereiten?
- Welche Gedanken müssten Sie denken?
- Was müssten Sie unterlassen, damit es auf jeden Fall so kommt?

Schlusswort

Alles was hilft, ist recht.

Dies war immer ein wichtiges Motto für mich und hat mich inspiriert, ein Buch zu schreiben, in dem ich alle meine »Best-Practice-«, bewährten, erfolgreichen Methoden und Ansätze verorten konnte, von denen ich aus meiner Erfahrung sicher sagen kann, dass sie Klientinnen helfen, Stabilität zurückzuerlangen. Während meiner Arbeit im forensischen Kontext habe ich zumeist modularisierte pädagogische und therapeutische Prozesse gesteuert. Ich habe gelernt, wie wichtig es ist, einen guten Fundus von Methoden und Techniken zu haben, auf die in sinnvoller Weise – aufeinander bezogen – immer weiter aufgebaut werden kann. Als Systemiker ist mir auch die Prozessorientierung sehr nah, jedoch denke ich, dass beide Ansätze durchaus synergetisch nebeneinanderstehen können. Ich hoffe, Ihnen mit diesem Manual eine hilfreiche methodische Bandbreite zur Verfügung gestellt zu haben und wünsche Ihnen nun von Herzen viel Freude und Erfolg bei Ihrer Arbeit.

Anhang

Hinweise zum Arbeitsmaterial

Literatur

Sachwortverzeichnis

Hinweise zum Arbeitsmaterial

Die Materialien sollen Ihnen Hilfe in der praktischen Arbeit sein. Sie stehen Ihnen mit dem E-Book inside als PDF zum Download zur Verfügung. Den Download-Code und eine ausführliche Anleitung, wie Sie sich das E-Book herunterladen können, finden Sie ganz vorne im Buch.
Nachfolgend finden Sie eine Übersicht über alle im Buch erwähnten Materialien.

Übersicht Arbeitsmaterial

INFO	Neurozeption
AB	Übungen zur Stimulation des Nervus Vagus

Literatur

Altmeyer, P. (2021). Mitschrift aus der Arbeitsgruppe »Nervus Vagabundus«. »Imago« Therapeutikum Salem.

Antonovsky, A. (1997). Salutogenese, zur Entmystifizierung der Gesundheit. Tübingen: DGVT.

Argelander, H. (1970). Das Erstinterview in der Psychotherapie. Darmstadt: Wissenschaftliche Buchgesellschaft.

Barnett, J. B., Dao, M. C., Hamer, D. H., Kandel, R., Brandeis, G., Wu, D., Dallal, G. E., Jacques, P. F., Schreiber, R., Kong, E., & Meydani, S. N. (2016). Effect of zinc supplementation on serum zinc concentration and T cell proliferation in nursing home elderly: a randomized, double-blind, placebo-controlled trial. The American journal of clinical nutrition, 103(3), 942–951.

Bateman, A. W. & Fonagy, P. (2015). Handbuch Mentalisieren. Gießen: Psychosozial Verlag.

Bernatzeder, P. (2001). Zielvereinbarungssysteme, Balanced Scorecard und EFQM-Modell. In M. Schwaab, G. Bergmann, F. Gairing & M. Kolb (Eds.), Führen mit Zielen. Wiesbaden: Gabler.

Birbaumer, N. & Schmidt, R. F. (2010). Biologische Psychologie (7. Aufl.). Heidelberg: Springer.

Birdsall, T. C. (1998). 5-Hydroxytryptophan: A clinically-effective serotonin precursor. Alternative medicine review: A journal of clinical therapeutic, 3(4), 271–280.

Bolm, T. (2015). Mentalisierungsbasierte Therapie. München: Reinhardt.

Braun, B. G. (1988). The BASK Model of Dissociation. Dissociation, 1 (2), 16–23.

Budde, W. & Früchtel, F. (2009). Eco-Maps und Genogramme als Netzwerkperspektive. URL: https://www.sozialraum.de/eco-maps-und-genogramme-als-netzwerkperspektive.php [04.01.2022].

Charf D. (2019). Sind Dissoziation und Erstarrung das Gleiche? URL: https://traumaheilung.de/dissoziation-und-erstarrung [14.01.2022].

Conen, M. L. (2005). Zwangskontexte konstruktiv nutzen. Psychotherapie im Dialog, 6 (2), 166–169.

Dahl, P. (2019). Einschränkende Glaubenssätze. Psychologische Praxis, Annweiler. URL: https://petradahl.de/wp-content/uploads/2019/04/Glaubenss%C3%A4tze.pdf [02.01.2022].

De Jong, P. & Berg, I. K. (1998). Lösungen (er) finden. Das Werkstattbuch der lösungsorientierten Kurztherapie. Dortmund: modernes lernen.

de Shazer, S. (2008). Der Dreh. Überraschende Wendungen und Lösungen in der Kurzzeittherapie (10. Aufl.). Heidelberg: Auer.

de Shazer, S. & Dolan, Y. (2018). Mehr als ein Wunder. Lösungsfokussierte Kurztherapie heute. Heidelberg: Auer.

Dilling, H., Mombour, W., Schmidt, M. H., Schulte-Markwort, E., Remschmidt, H. & Weltgesundheitsorganisation (2015). Internationale Klassifikation psychischer Störungen (10. Aufl.). Göttingen: Hogrefe.

Dolan, Y. (2009). Schritt für Schritt zur Freude zurück: Das Leben nach traumatischen Erfahrungen meistern. Heidelberg: Auer.

Engel, G. L. (1977). The need for a new medical model: A challenge for biomedicine. Science, 196 (4286), 129–136.

Fido, D., Heym, N., Bloxsom, C., Hunter, K., Gregson, M. & Sumich, A. (2020). Don‹t slap the fish: The relationship between dietary Omega-3 intake and physical aggression is mediated by motor inhibition in response to distressed faces. Personality and Individual Differences, 169, 110062.

Frotscher, M., Kahle, W. & Schmitz, F. (2018). Taschenatlas Anatomie, Band 3: Nervensystem und Sinnesorgane. Stuttgart: Thieme.

Gorgi, M. (2022). Beruhigung fürs Herz über den Vagusnerv. URL: https://www.herz-kreislauf.at/herzblog/xundheits-tipps/tipp/beruhigung-f%C3%BCrs-herz-%C3%BCber-den-vagusnerv [14.01.2022].

Gorny, K. R., Bernstein, M. A. & Watson, R. E., Jr (2010). 3 Tesla MRI of patients with a vagus nerve stimulator: Initial experience using a T/R head coil under controlled conditions. JMRI, 31(2), 475–481.

Gruber, C. & Koler, P. (2022). Factsheet Trauma und Prävention aus Sicht der österreichischen Suchtprävention. URL: https://www.sucht-vorbeugung.net/downloads/factsheet_trauma_und_praevention.pdf [14.01.2022].

Hamer, M., Jokela, M., Heikkilä, K., Nyberg, S. T., Madsen, I. E., Lallukka, T., Ahola, K., Alfson, L., Davis, B. G. & Bjorner, J. B. (2015). Long working hours and alcohol use: Systematic review and meta-analysis of published studies and unpublished individual participant data. BMJ, 350, g7772.

Hanswille, R. & Kissenbeck, A. (2008). Systemische Traumatherapie. Heidelberg: Auer.

Hapke, U., Maske, U. E., Scheidt-Nave, C., Bode, L., Schlack, R. & Busch, M. A. (2013). Gesundheitsberichterstattung des Bundes. Chronischer Stress bei Erwachsenen in Deutschland. Bundesgesundheitsblatt, 56, 749–754.

Hebb, O. D. (1949). The Organization of Behavior: A neuropsychological approach. New York: Wiley.

Hoch, R. & Vater, S. (2020). Arbeitsblatt für das Seminar Mentalisierungsbasiertes Arbeiten – Systemisches Zentrum Wispo.

Hoffmann, S. (2020). Der Ventrale Vagus. Hamburg: tredition.

Huber, M. (2009). Wege der Traumabehandlung. Paderborn: Junfermann.

Jaeggi, E. & Riegels, V. (2008). Techniken und Theorie der tiefenpsychologisch fundierten Psychotherapie. Stuttgart: Klett-Cotta.

Kabat-Zinn, J. (2013). Gesund durch Meditation. München: Knauer.

Kalyani, B. G., Venkatasubramanian, G., Arasappa, R., Rao, N. P., Kalmady, S. V., Behere, R. V., Rao, H., Vasudev, M. K. & Gangadhar, B. N. (2011). Neurohemodynamic correlates of ›OM‹ chanting: A pilot functional magnetic resonance imaging study. International journal of yoga, 4 (1), 3–6.

Klarer, M., Arnold, M., Günther, L., Winter, C., Langhans, W. & Meyer, U. (2014). Gut vagal afferents differentially modulate innate anxiety and learned fear. The Journal of Neuroscience: The Official Journal of the Society for Neuroscience, 34(21), 7067–7076.

Königswieser, R. & Exner, E. (2002). Systemische Interventionen. Stuttgart: Klett-Cotta.

Kotler, P., Berger, R. & Rickhoff, N. (2010). The Quintessence of Strategic Management. Heidelberg: Springer.

Kumbier, D. (2013). Das innere Team in der Psychotherapie. Stuttgart: Klett-Cotta.

LeDoux, J. (2001). Das Netz der Gefühle: Wie Emotionen entstehen. München: dtv.

Lehmann, S. (2022). Arbeitsmappe aus Weiterbildung am FachInstitut Für Angewandte Psychotraumatologie (FIFAP).

Lempp, H. J. (2002). Maschinen, Menschen, Möglichkeiten – Eine kleine Ideengeschichte des systemischen Arbeitens. Kontext 33 (3), 190-212.

Lichtenberg, G. C. (1967). Schriften und Briefe. München: Hanser.

Lindemann, H. (2020). Systemisch-lösungsorientierte Gesprächsführung in Beratung, Coaching, Supervision und Therapie. Göttingen: Vandenhoeck & Ruprecht.

Luhmann, N. (1984). Soziale Systeme. Frankfurt: Suhrkamp.

Malchiodi, C. A. (2020). Trauma and Expressive Arts Therapy. New York: Guilford.

Moreno, J. L. (1974). Die Grundlagen der Soziometrie (3. Aufl.). Opladen: Westdeutscher Verlag.

Neff, M. J. (2008). Informed consent: what is it? Who can give it? How do we improve it? Respiratory care, 53(10), 1337–1341.

Palazzoli, M. S., Boscolo, L., Cecchin, G. & Prata, G. (2003). Paradoxon und Gegenparadoxon (11. Aufl.). Stuttgart: Klett-Cotta.

Peichl, J. (2019). Hypno-analytische Teilearbeit. Stuttgart: Klett Cotta.

Pick, I. B. (1985). Working through in the countertransference. The International Journal of Psychoanalysis, 66(2), 157–166.

Porges, S. W. (2011). The polyvagal theory. New York: W. W. Norton & Company.

Reddemann, L. (2011). Psychodynamisch imaginative Traumatherapie. Stuttgart: Klett-Cotta.

Retzer, A. (1996). Die Behandlung psychotischen Verhaltens. Heidelberg: Auer.

Rosa, H. (2019) Resonanz (6. Aufl.). Frankfurt: Suhrkamp.

Rosenberg, S. (2018). Der Selbstheilungsnerv. Kirchzarten bei Freiburg: VAK.

Ruppert, F. (2005). Trauma, Bindung und Familienstellen. Stuttgart: Klett-Cotta.

Schmidt G. (2020). Einführung in die hypnosystemische Therapie und Beratung (9. Aufl.). Heidelberg: Auer.

Schore, A. N. (2007). Affektregulation und die Reorganisation des Selbst. Stuttgart: Klett-Cotta.

Schweitzer, J. & Bräutigam, B. (2019). Ich persönlich halte die Mehrpersonenorientierung für wichtiger als die Erkenntnistheorie. Jochen Schweitzer im Gespräch mit Barbara Bräutigam. Kontext, 50 (2), 193-208.

Schwing, R. & Fryszer, A. (2013). Systemisches Handwerk (6. Aufl.). Göttingen: Vandenhoeck & Ruprecht.

Shapiro F. (2012). EMDR – Grundlagen und Praxis: Handbuch zur Behandlung traumatisierter Menschen. Paderborn: Junfermann.

Shevchuk, N. A. (2008). Adapted cold shower as a potential treatment for depression. Medical hypotheses, 70(5), 995–1001.

Siegel, D. J. (2011). Mindsight: The new science of personal transformation. New York: Bantam.

Simons, D. A., McCullar, B. & Tyler, C. (2006). Evaluation of the Good Lives Model approach to treatment planning. Paper presented at the 25th Annual Association for theTreatment of Sexual Abusers Research and Treatment Conference, Chicago, Illinois.

Singh, K. (2016). Nutrient and Stress Management. Journal of Nutrition and Food Sciences, 6, 528.

Sulz, S. (2021). Mit Gefühlen umgehen. Gießen: Psychosozial-Verlag.

Svoboda, E., McKinnon, M. C. & Levine, B. (2006). The functional neuroanatomy of autobiographical memory: A meta-analysis. Neuropsychologia, 44(12), 2189–2208.

Thanarajah, S. E., Backes, H., DiFeliceantonio, A. G., Albus, K., Cremer, A. L., Hanssen, R., Lippert, R. N., Cornely, O. A., Small, D. M., Brüning, J. C. & Tittgemeyer, M. (2019). Food intake recruits orosensory and post-ingestive dopaminergic circuits to affect eating desire in humans. Cell metabolism, 29(3), 695–706.

Tomoff, M. (2012). Wie finde ich meine Werte? URL: http://tomoff.de/wie-ich-meine-wertefinde/ [02.01.2022].

Trepel, M. (2004). Neuroanatomie. (3. Aufl.). München: Urban & Fischer.

Tsai, P. F., Kitch, S., Chang, J. Y., James, G. A., Dubbert, P., Roca, J. V. & Powers, C. H. (2018). Tai Chi for Posttraumatic Stress Disorder and Chronic Musculoskeletal Pain: A Pilot Study. Journal of holistic nursing, 36(2), 147–158.

Tyron G. S. (1979). A review and critique of thought stopping research. Journal of Behavior Therapy and Experiental Psychiatry, 10 (3), 189–192.

Valles-Colomer, M., Falony, G., Darzi, Y., Tigchelaar, E. F., Wang, J., Tito, R. Y., Schiweck, C., Kurilshikov, A., Joossens, M. & van der Kolk, B. (2015). Verkörperter Schrecken: Traumaspuren in Gehirn, Geist und Körper und wie man sie heilen kann. Lichtenau: Probst.

Victor, P. & Willutzki, U. (2014). Resilience in psychotherapy: Concepts and intervention. Persönlichkeitsstörungen: Theorie und Therapie, 18, 244–255.

Virtanen, M., Borritz, M., Burr, H., Casini, A., Clays, E., De Bacquer, D., Dragano, N., Raimund, E., Ferrie, J. E., Fransson, E., von Kibed, M. V. (2018). Seminar: Einführung in die Systemische Strukturaufstellung. München.

von Thun, F. S. & Stegemann W. (Hrsg.). (2004). Das Innere Team in Aktion (9. Aufl.). Reinbek: Rowohlt.

Ward, T. & Willis, G. M. (2016). Responsivity dynamic risk factors and offender rehabilitation: A comparison of the good lives model and the risk-need model. In D. R. Laws & W. O‹Donohue (Eds.), Treatment of sex offenders: Strengths and weaknesses in assessment and intervention (pp. 175–190). New York: Springer.

Weyrauch-Wiegand, S. (2014). Die Leber ist der Weg zur Gesundheit. URL: https://www.dr-susanne-weyrauch.de/vorschlaege/vorschlaege-human/leberprobleme [02.01.2022].

White, M. & Epston, D. (1990). Die Zähmung der Monster. Heidelberg: Auer.

Wienecke E. & Nolden C. (2016). Langzeit-HRV-Analyse zeigt Stressreduktion durch Magnesiumzufuhr. MMW – Fortschritte der Medizin, 158, 12–16.
Wijmenga, C., Claes, S., Van Oudenhove, L., Zhernakova, A., Vieira-Silva, S. & Raes, J. (2019). The neuroactive potential of the human gut microbiota in quality of life and depression. Nature Microbiology, 4(4), 623–632.
Wolpe, J. (1969). The Practice of Behavior Therapy. New York: Pergamon Press

Sachwortverzeichnis